Peter Aziz

Pointholding. Die neue Heilmethode

Peter Aziz

Pointholding
Die neue Heilmethode

Akupressur zur Selbstheilung

Aus dem Englischen von Christine Wiume

// SILBERSCHNUR ❦ VERLAG

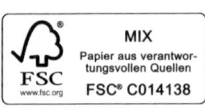

ISBN: 978-3-89845-351-6

1. Auflage 2013

Übersetzung: Christine Wiume
Gestaltung: XPresentation, Güllesheim;
        unter Verwendung des Motivs #31972193, www.fotolia.com
Druck: Finidr, s.r.o. Cesky Tesin

Verlag »Die Silberschnur« GmbH · Steinstr. 1 · 56593 Güllesheim
www.silberschnur.de · E-Mail: info@silberschnur.de

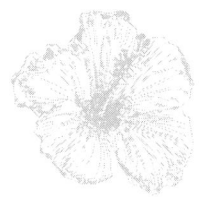

Inhaltsverzeichnis

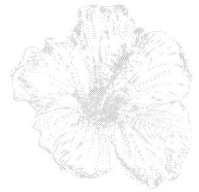

Vorwort

Es gibt sehr viele Bücher über Heilung, die eine Einführung in die Grundlagen bieten – und dann gibt es ein paar, die Sie in Ihrem Verstehen ein bisschen weiterführen, so dass Sie anfangen, die Verbindung zwischen Krankheit und Emotionen, Gedankenmustern und Glaubenssätzen zu verstehen. Heilung wird dabei eine Reise in die Selbsterforschung. Am Anfang sind die Methoden sehr einfach, man fängt an zu lernen, mit einfachen, oberflächlichen Emotionen umzugehen. Wenn man jedoch tiefer geht, tauchen versteckte Muster auf, die viel komplexer sind. Jetzt wird offensichtlich, dass etwas fehlt, da die einfachen Methoden, die man vorher gelernt hat, nicht mehr ausreichen, um mit den Problemen umzugehen, denen man nun begegnet.

Dieses Buch wurde geschrieben, um dafür eine Lösung zu finden. Jetzt können wir viel tiefgehender erforschen, wie wir unseren Körper und unsere Gesundheit durch unser Bewusstsein formen; wir können wirksame Heilungsmethoden einsetzen, die all unsere Ebenen mit einbeziehen. Dabei können wir fundamentale und nachhaltige Veränderungen bewirken. Wahre Heilung muss alle Ebenen des Seins verbinden: die physische, die emotionale, die energetische, die mentale, die spirituelle, die unterbewusste und die unbewusste Ebene. Nur wenn wir die Verbindung zwischen allen Ebenen verstehen, haben wir die Kraft, das Ganze zu verändern.

Auch wenn es sich zunächst kompliziert anhört, wird es überraschend einfach, ein Wesen auf allen Ebenen schnell und mühelos zu heilen, wenn man gelernt hat, die Dinge im Ganzen zu sehen. Jede Ebene ist wie ein Puzzleteil, und nur wenn man alle Teile zusammen sieht, kann man das Bild erkennen. Man muss ein Wesen oder eine Situation aus einer höheren Perspektive betrachten – aus dem puren Bewusstsein heraus, das dem Zustand des Einsseins mit dem Schöpfer gleichkommt –, dann hat man die Dinge im Griff und ist in der Lage, alles zu verändern, was man ändern möchte. Glaubenssätze und bestehende Identifikationen lösen sich sofort auf, tiefe Emotionen können erlöst werden, Spannungen verschwinden – und Heilung geschieht.

Der Inhalt dieses Buches ist ziemlich knapp im Umfang, dabei jedoch prägnant in seiner Aussage. Ich empfehle, jedes Kapitel mehr als einmal zu lesen, damit Sie die inneren Ursachen Ihrer Probleme verstehen und wissen, welche Muster Sie auflösen müssen.

Die Technik des Pointholdings, die in diesem Buch beschrieben wird, geht auf eine alte Methode der Kahunas zurück, die leicht erlernt werden kann und mit den beschriebenen Prinzipien sehr gut zusammenwirkt. Diese Methoden habe ich nach jahrelangem Studium der Quantenphysik, der Endokrinologie und vieler spiritueller und magischer Traditionen entwickelt. Lassen Sie uns beginnen ...

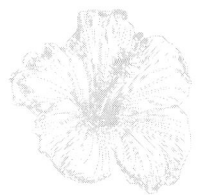

Biografische Informationen

Peter Aziz wurde 1960 in London geboren. Der mütterliche Familienzweig stammt aus Ungarn und pflegte über Generationen hinweg die schamanische Tradition. Das heißt, die Frauen der Familie waren Schamaninnen und gaben ihr Wissen immer an die jüngeren Generationen weiter. Seine kranke Großmutter weihte ihn seit seinem achten Lebensjahr in die Geheimnisse des Schamanismus und des Yoga ein, und im selben Alter erkannte er auch, dass er mit Naturgeistern kommunizieren kann.

Trotz seines Wissens über andere Ebenen der Realität entschied er sich dafür, auch die Perspektive eines Wissenschaftlers zu beachten, und studierte Physik. Er wollte herausfinden, wie der Verstand die Realität erschafft. 1983, zwei Jahre nach Abschluss seines Studiums, folgte er jedoch dem Ruf, sich wieder mehr auf die Spiritualität zu fokussieren und zog nach Westengland um. Dort lebte er zunächst zwei Monate lang allein im Wald – in dem Raum, in dem jede Konditionierung von einem abfällt. Dort konnte er ohne äußere Einflüsse und Ablenkungen herausfinden, wie es für ihn weitergehen sollte, um dann in aller Klarheit seinen Visionen zu folgen.

Daraufhin entschied er sich, nach Glastonbury zu ziehen, um dort als Schamane zu arbeiten. Er befasste sich mit Akupunktur, Kinesiologie und Homöopathie und reiste danach öfter in die Vereinigten Staaten, um sich neue schamanische Heilmethoden anzueignen. 1984 bis 1986 verbrachte er bei dem puebloindianischen Medizinmann *Beautiful Painted Arrow*, von dem er Einweihungen in Erdlöchern erhielt.

1987/88 lernte er auf der hawaiianischen Insel Maui *Body Electronics*, auch *Pointholding* genannt, kennen. Diese Methode geht auf die Kahunas zurück und wurde über Dr. Sir John Whitman Ray bekannt. Auf Maui begegnete er auch Kahuna-Lehrern, die ihm weitere schamanische Prinzipien beibrachten.

Nach seiner Rückkehr nach England zog er sich erneut für längere Zeit in den Wald zurück, um all das zu integrieren, was er erfahren hatte. In diesen vier Monaten der Zurückgezogenheit entwickelte er ein Heilungssystem, das eine Synthese all dessen darstellte, was er bis dahin gelernt hatte.

Peter Aziz wurde 1989 sesshaft, heiratete und bekam mit seiner Frau eine Tochter und einen Sohn. Damals erregte die Heilung eines vierjährigen, gelähmten Jungen die öffentliche Aufmerksamkeit auf lokaler und nationaler Ebene, und die

Mutter des Kindes äußerte sich zu der Heilung folgendermaßen: "Als die Ärzte sagten, dass sie nichts mehr für Calvin tun können, brachte ich ihn zu einem Homöopathen. Er [Peter Aziz] gab ihm natürliche Heilmittel, Akupressur und spirituelle Heilung. (...) Nun kann Calvin allein aufstehen, und seine Sprachfähigkeit verbessert sich mit jeder Minute, die vergeht. Ich glaube, dass er sehr bald wieder laufen wird." Und er konnte sehr bald laufen.

1999 bis 2004 verbrachte Peter Aziz immer wieder Zeit im Dschungel von Peru, wo er übte, ein "Ayahuascaro" zu sein. Er verbrachte dreißig Tage in einer Hütte mit Reis und Ayahuasca, um eine tiefere Verbindung mit dem Geist der Pflanze einzugehen und selbst dazu in der Lage zu sein, andere damit in Zeremonien zu begleiten.

2004 und 2006 reiste Peter Aziz nach Haiti, wo er in Voodoo eingeweiht wurde und die höchste Ebene eines Voodoo-Priesters, *Houngan Asogwe*, erreichte. Er ist der englische Repräsentant der haitianischen Gesellschaft *Roots Without End Society*, die von Mambo Racine geleitet wird, und hat die Rolle des *Papa Kanzo* inne, was heißt, dass er selbst Zeremonienmeister ist und andere einweihen kann.

Seit 2004 ist er regelmäßig in Indonesien, um unter anderem in die Geheimnisse der Tenaga Dalams eingeweiht zu werden sowie in die Zusammenarbeit mit Khodams, engelsgleichen Helfern und Drachen.

Kürzlich wurde er auf einer spirituellen Reise nach Shambala gebracht, wo er für höhere Arbeit ausgewählt worden ist, um ein direkter Kanal zu sein für Gott/die Göttin/Alles-was-Ist. Seitdem hat seine Arbeit die traditionelle schamanische Technik transzendiert. Sie wurde durch ein System ersetzt, das kraftvoller und göttlicher ist. Kali machte ihn zu einem "Odiya", einem Schamanen, der in ihrem Dienst steht. Sie selbst wirkt durch ihn, wenn er Heilungen gibt, und besetzt ihn oft während der Zeremonien.

Eine seiner neuesten spirituellen Fähigkeiten ist jene, Geschenke aus der geistigen Welt zu materialisieren. Das waren zunächst Drachenperlen und Gegenstände aus dem Feenreich, aber auch diese Gabe hat sich weiterentwickelt, so dass er nun Geschenke materialisiert, die direkt von den Göttern kommen – so zum Beispiel Kristall-Yantras.

Peter Aziz heilte erfolgreich zahlreiche ernsthafte Krankheiten, und er weiht seine Studenten ein, um ähnlich kraftvolle Heilungen bewirken zu können. Zudem löst er große spirituelle Transformationen bei seinen Klienten aus.

Teil I

Pointholding

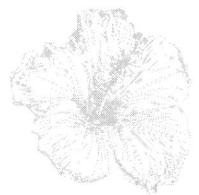

Einführung

Diese Art der Heilung hat sich in mehr als dreißig Jahren entwickelt und stützt sich auf schamanische Erfahrungen sowie auf die wissenschaftliche Forschungsarbeit über Endokrinologie und Quantenphysik. Sie kann uns von allen eingelagerten Traumata, Begrenzungen und Verhaltensweisen befreien, sie kann das Bewusstsein transformieren, auf großartige Weise Bewusstheit fördern, persönliche Kraft entfalten und den Körper sowie die vitale Energie regenerieren. Um zu erklären, wie sie wirkt, müssen wir mit einem Entstehungsmythos beginnen.

Am Anfang erschuf die Göttin eine Blase voller Liebe ... für ihre Verhältnisse eine ziemlich kleine Blase von nur 300.000.000.000

Lichtjahren im Durchmesser. In diese Blase atmete sie Leben. Ihr Licht drang in die Blase ein und fing an, sich an deren Oberfläche zu spiegeln. Das Muster, das durch dieses Licht erschaffen wurde, ließ das Universum entstehen.

Wissenschaftler entdeckten vor kurzem das kugelförmige Hologramm. Ein Lichtstrahl, der auf einem Hologramm reflektiert wird, erzeugt ein dreidimensionales Bild. Wenn ein kugelförmiges Hologramm benutzt wird und durch ein Loch strömt Licht ein, erzeugen die vielfältigen Reflexionen komplexe, dreidimensionale Welten. Das Universum ist ebenfalls wie ein dreidimensionales Hologramm, in dem alles aus sich überlagernden Lichtmustern erschaffen wird.

Die Wissenschaft weiß schon seit einiger Zeit, dass die Welt nicht wirklich manifest ist. Sie besteht aus Atomen, die so viel Zwischenraum aufweisen, dass das Einzige, was ein Objekt davon abhält, durch ein anderes hindurchzudringen, sein Energiefeld ist, das aus sich bewegenden Elektronen besteht. Dann entdeckte man, dass sogar das Atom nicht wirklich beständig ist, es hat einen winzigen soliden Kern, um den sich auf einer weiten Bahn Elektronen bewegen. Die Menge an tatsächlich solider Materie ist so gering, dass, falls man sie zusammenfassen würde, die Erde nur noch einen Durchmesser von einem Zentimeter hätte.

Dann wurde entdeckt, dass selbst der Atomkern nicht stabil ist. Er besteht aus Protonen und Neutronen, die viel Zwischenraum aufweisen. Diese Teilchen sind weiter in Quarks zerlegbar, die noch mehr Raum zwischen sich aufweisen, und die Quarks können weiter in Neutrinos zerteilt werden. Es wurde außerdem entdeckt, dass nicht nur Quarks aus Neutrinos aufgebaut sind, sondern auch der Raum dazwischen besteht aus Neutrinos; diese vibrieren allerdings in einer anderen Schwingung. Der einzige Unterschied zwischen Substanz und Nichts ist die Vibrationsfrequenz der Neutrinos.

Als die Wissenschaftler versuchten herauszufinden, warum Neutrinos in einem Augenblick zu einer Sache werden und im nächsten zu einer anderen, fanden sie heraus, dass Neutrinos immer zu dem werden, was von ihnen erwartet wird. So bestätigten sie, was Mystiker schon immer gesagt haben: dass Materie eine Illusion ist, die durch das Bewusstsein erschaffen wird. Das ganze Universum ist nichts als eine Wahrscheinlichkeitswelle, die wir mit unserem Bewusstsein real machen. Unsere Körper sind unsere persönlichsten physischen Kreationen, die unsere Gedanken, Gefühle, Glaubenssätze, Haltungen und Entscheidungen reflektieren.

Um zu verstehen, wie wir dieses Wissen für die Heilung verwenden können, müssen wir uns ansehen, wie unsere Gedankenmuster im Körper kristallisieren können. Jede Sinneserfahrung, jeder Gedanke und jede Emotion erzeugt eine elektrische Welle, die durch jedes DNA-Molekül im Körper geht. Die Struktur der DNA ist eine Spirale aus zwei Strängen; der eine dreht sich in die eine Richtung, der andere ist gegenläufig, so dass jede Welle, die durch sie hindurchfließt, gleichzeitig in beide Richtungen geht. Das Ergebnis ist eine stehende Welle, eine Informationswelle, die keine Richtung hat.

Wenn diese Welle bewusst erlebt wird, bewegt sie sich in Form eines Möbiusbandes durch das Gehirn – das ist ein verschlungenes Band, das entsteht, wenn man einen längeren Streifen entlang der Längsachse um 180 Grad dreht und die beiden

Enden zusammenfügt. So durchläuft jede Welle, die hindurch-schwingt, eine 180-Grad-Drehung, die die Welle aufhebt, die in der DNA durch destruktives Eingreifen eingelagert wurde.

Jeder Gedanke, jedes Gefühl oder jede Sinneserfahrung, die allerdings nicht vollkommen bewusst wahrgenommen wird, wird als eine Welle innerhalb des DNA-Stranges zurückbleiben. Diese elektrische Welle zieht dann einen Melanin-Protein-Komplex an und formt einen Kristall. So wird jede unterdrückte Erfahrung, jeder unterdrückte Gedanke oder jede unterdrückte Emotion als Kristall in jedem DNA-Molekül gespeichert.

Der Körper ist wie ein dreidimensionales Hologramm, in dem jeder Bereich der DNA eine Auswirkung auf unterschiedliche Körperteile hat. Verschiedene Emotionen werden in unterschied-lichen Organen im Körper gespeichert, und die Funktion dieser Organe wird durch die Kristallisation beeinträchtigt. Die sieben Windungen der DNA gehen zudem in Resonanz mit den sieben endokrinen Drüsen, die sieben Gefühle speichern, die man zu unterdrücken neigt. Im Folgenden will ich Ihnen einen kurzen Überblick darüber geben.

Wenn wir das Leben mit bedingungsloser Liebe und Enthu-siasmus erfahren, ist die Lebenskraft in uns vollkommen, dann gibt es kein Unterdrücken von Emotionen. Enthusiasmus bedeu-tet eigentlich "Gott in dir", er geht in Resonanz mit der Zirbel-drüse. Wenn wir aber keinen Enthusiasmus haben, fängt die Zirbeldrüse an zu verkalken. Wenn wir das Leben mit weniger als bedingungsloser Liebe erfahren, fangen wir an, zu verurteilen und gegen alles eingestellt zu sein, dann fühlen wir Schmerz. Schmerz wiederum ist im Grunde eine Trennung, die auftritt, wenn Dinge nicht mit unserer Erwartung, wie sie zu sein haben, übereinstimmen. Schmerz wird in der Hypophyse gespeichert. Verfolgen wir den Weg weiter: Wenn wir weiterhin Widerstand leisten, werden wir ungehalten, was als Wut in der Schilddrüse gespeichert wird. Wenn wir Wut unterdrücken, werden wir befürchten, dass die Dinge sich weiterhin gegen uns richten, und Angst wird in der Thymusdrüse gespeichert. Widersetzen wir uns nun der Angst, werden wir zum Opfer. Wir haben das Gefühl, dass die Welt gegen uns ist, und erfahren Trauer, die in den Nebennieren, in der Bauchspeicheldrüse und im Solarplexus gespeichert wird. Wenn wir die Trauer unterdrücken, geben wir auf und werden hoffnungslos und apathisch, und dies wird in der Milz gespeichert. Schließlich werden wir völlig benommen und verbannen alle Emotionen ins Unbewusste. Diese Benommenheit wird in den Keimdrüsen gespeichert; alle unbewussten Erfahrungen – Drogen, Anästhetika und Hypnose – sind hier gespeichert. Jede physische Schwäche, jede Krankheit steht also in Verbindung zu einem bestimmten Muster unterdrückter Emotionen, die den Körper beeinträchtigen können.

Heilung muss mit Liebe beginnen, denn die Energie bedingungsloser Liebe hat eine hohe Frequenz, die den Körper von allen niedrigeren Schwingungen befreit. Während sie aufgelöst werden, gehen sie durch den Hirnbalken und werden bewusst erfahren. Der Patient wird anfangen, alle Gefühle zu durchleben, und er wird ermutigt, jedes mit Enthusiasmus und ohne Widerstand zu erfahren. Er wird sich zunächst benommen fühlen und muss jedes Gefühl vollkommen spüren, um zu Hoffnungslosigkeit und Apathie aufsteigen zu können. Während er die Stufen von Trauer, Angst, Wut und Schmerz erklimmt, wird er alle vergangenen Traumata erleben, bis er schließlich in einen Zustand von bedingungsloser Liebe und Enthusiasmus zurückkehrt. Wenn dies geschieht, findet ein starkes Brennen im Körper statt, da die Kundalini aufsteigt. Das Brennen begleitet die Regeneration des Körpers, was einige Stunden dauern kann, je nachdem wie viel physischer Schaden geheilt worden ist. Tumoren lösen sich auf, Nervenbahnen zu gelähmten Körperteilen werden wiederhergestellt, Verkalkungen lösen sich von Gelenken und verkümmerte Organe werden wiederaufgebaut.

Wenn Erinnerungen erlöst werden, geht der Patient auch durch das genetische Gedächtnis, durch Dinge, die seinen Eltern, Großeltern oder Vorfahren zugestoßen sind, denn unterdrückte Emotionen werden in der DNA gespeichert und können vererbt werden. Wenn wir nun genetische Erinnerungen lösen, können sogar Erbkrankheiten geheilt werden. Außer den Erinnerungen an die Vergangenheit speichert die DNA auch viele Informationen über die Zukunft. Ein Wissenschaftler kann Ihnen so anhand Ihrer DNA sagen, wie Sie in Zukunft aussehen werden.[1]

Halten wir daher fest: Im Laufe der Heilung wird der Patient sowohl durch Gedanken und Gefühle aus der Zukunft als auch durch Erinnerungen aus der Vergangenheit gehen. Da der Körper

---

1) *Die DNA ist eigentlich ein Bauplan für die Zukunft. Gemäß der Quantenphysik ist jede Erfahrung eine doppelte Wahrscheinlichkeitswelle zwischen dem Hier und einer Zukunft. Die Welle geht in beide Richtungen, und so wie wir eine Zukunft erschaffen, erschaffen all unsere Zukunftsmöglichkeiten uns. All unsere Zukunftsmöglichkeiten ringen dabei um Aufmerksamkeit, versuchen stattzufinden – und alle haben eine Auswirkung auf uns, auch jene, die nicht wirklich stattfinden. Der Einfluss unserer Zukunftsmöglichkeiten, die uns zu dem machen, was wir sind, ist sogar größer als der Einfluss unserer Vergangenheit.*

"holografisch" ist, wird, selbst wenn ein krankes Organ chirurgisch entfernt worden ist, der Grund für die Krankheit immer noch in der DNA gespeichert bleiben. Wenn man nur die physischen Symptome behandelt, wird die Ursache für eine Krankheit somit später immer noch an anderer Stelle im Körper erscheinen können. Um nachhaltige Heilung zu bewirken, muss sich daher das *Bewusstsein verändern.*

Wenn es um Heilung geht, muss man zunächst lernen, die Kraft der bedingungslosen Liebe durch sich fließen zu lassen. Um zu wissen, wie man liebt, muss man wissen, dass die Liebe an sieben Dingen festgemacht werden kann: Sicherheit, Vergnügen, Bedeutung, das Gefühl der Verbundenheit, Lebensfreude, Individualität und Wachstum. Wenn man diese Dinge gibt, gibt man Liebe. Wenn man diese Dinge nicht gibt, dann liebt man nicht wirklich. Viele Menschen benutzen das Wort "Liebe" beispielsweise als eine Entschuldigung für ganz unterschiedliches, inakzeptables Benehmen. So könnte eine Person mit allen möglichen Arten von Kritik Ihr Selbstwertgefühl zerstören und anschließend sagen: "Aber ich liebe dich." Als ob das alles rechtfertigen würde. Es rechtfertigt aber gar nichts, weil sie nämlich nicht liebt.

Um die Heilungsübertragungen zu verstehen, müssen Sie erkennen, dass niemand eine Insel ist. All jene, die diese Arbeit vor uns getan haben, haben einen Abdruck hinterlassen, der eine Ansammlung an Kräften darstellt, die wir Egregor nennen. Der Egregor hinter dieser Tradition ist sehr alt. Die ersten menschenähnlichen Wesen haben auf Sirius damit begonnen und sich zu Lichtwesen entwickelt. Sie kamen auf die Erde, um den Menschen zu helfen, sich weiterzuentwickeln, und erschufen die erste magische Gesellschaft: Lemuria. Lemuria ist verschwunden, damit die Menschen ihre eigene Magie erforschen konnten, und so wurde Atlantis gegründet. Die Leuchtenden von Sirius teilten dann ihre Magie mit der Welt der Feen, die, was die Magie betraf, noch weitaus fortschrittlicher waren. Nach der Zerstörung von Atlantis wurde das geheime Wissen schließlich in Ägypten bewahrt. Als der Nährboden dort zerstört wurde, ging ein Stamm nach Übersee auf die hawaiianischen Inseln und bildete die Kahunas; ein anderer Stamm wurde zu den Berbern. Der Stamm der "Dragons" wanderte nach Ungarn aus und gründete einen königlichen Hof, von dem die Familie der Pendragon abstammten, und die Nachfolger Merlins fuhren fort, von der Welt der Feen zu lernen. All dies macht den Egregor aus, der die Menschen auf die Kraft der bedingungslosen Liebe einstimmen kann.

Sicherlich haben Sie schon einmal von der violetten Flamme gehört, die ein Symbol für Heilung ist. Sie wurde bereits in Atlantis eingesetzt, sie ist aber auch heute noch erfahrbar. Je weiter Sie sich entwickeln, desto tiefgreifender ist die Arbeit mit der violetten Flamme, da Sie in die Kokreation eintreten. Um den Prozess der Heilung zu erfahren, müssen wir zudem lernen, nicht zu verurteilen und uns nicht zu identifizieren. Dazu gehört auch, dass wir Gefühle unterdrücken, weil wir sie als falsch ansehen. Doch jede Emotion hat einen Zweck, und man hat immer das Recht, das zu fühlen, was man gerade fühlt. So macht Wut einen zum Beispiel durchsetzungsstark, sie motiviert uns aufzustehen, um eine Situation zu verändern, von der wir wissen, dass sie gesundheitsschädlich ist. Die Angst hat den Zweck, alle Sinne aufzurütteln, wenn Gefahr droht, um Höchstleistung hervorzurufen. Trauer dagegen ist eine notwendige Ablösung von Energie, die von enttäuschten Erwartungen herrührt. Schmerz ist da, um Sie auf etwas hinzuweisen, das Ihnen einen Schaden zufügt. Eine zu starke Identifikation mit den Gefühlen kann Sie allerdings daran hindern, diese zu erlösen. Wenn wir die Emotion aber loslassen und als etwas betrachten, das wir fühlen und nicht sind, sind wir in der Lage, sie willkommen zu heißen und dann gehen zu lassen – um wahre Heilung zu erfahren.

Drüsen
Wirbelsäule
Schädel
3. Auge
Kronenchakra
Raumstation.
Zentrum

Die Heilungsebenen

Die erste Ebene, die wir heilen, ist das Unbewusste, das in den Keimdrüsen gespeichert wird. Das stellt die sexuelle Potenz und den Antrieb wieder her. Während dieses Prozesses löst man alle Ebenen von Betäubung – auch solche, die durch Anästhetika, Drogen und Hypnose verursacht wurden – auf. Ein verletztes Unbewusstes verursacht Löcher in der Aura, und da die Natur ein Vakuum verabscheut, wird immer irgendetwas dieses Loch füllen. Diverse Geister, Wesenheiten und Gedankenformen können so Einzug halten. Wenn eine Person das Unbewusste aber heilt, kann man fühlen, wie diese Besetzungen den Körper als eiskalter Wind verlassen. Dazu muss man wissen, dass Geister nicht unbedingt die Seelen bestimmter Menschen sind, sondern vielmehr ihre Emotionalkörper. Denn intensive Emotionen erschaffen eine ätherische Form, und jene Vorfahren, die unerlöste Gefühle haben, lassen einen Emotionalkörper zurück, der danach strebt, durch ein anderes Familienmitglied weiterzuexistieren. So kann ein kleines Kind die emotionalen Probleme eines Vorfahren erben. Da sich in den frühen Jahren die Persönlichkeit bildet, werden diese Probleme tief verborgen im Dickdarm gespeichert. Das löst Allergien aus, denn diese sind auf eine Schwäche im Dickdarm zurückzuführen, die die Aufnahme anormaler, für den Stoffwechsel nicht verwertbarer Produkte erlaubt. Sie sind geheilt, wenn die Geister aller Vorfahren den Körper verlassen haben.

Die zweite Ebene, die wir heilen, ist Apathie, die in der Milz gespeichert wird. Wenn diese heilt, wird eine Person sozial aktiver, der Körper ist nicht mehr so träge, Anämie und Verdauungsschwierigkeiten verschwinden. Die Emotionen, die während einer Heilung auftauchen können, sind Depression, Hoffnungslosigkeit und Kraftlosigkeit. Da Erinnerungen aus Zeiten hochkommen, als der Lebenswille schwach war, kann es sein, dass sogar ein Todeswunsch auftaucht, dem man gelassen begegnen sollte; er verschwindet wieder.

Außer der Emotion, die erlöst wird, muss auch die eigene Kraft wieder angenommen werden. Wir alle haben Zeiten, in denen wir Kraft an andere abgeben, doch sie kann in Meditationen zurückgeholt werden, indem man einen Birken- oder Eichenstock nimmt und im Uhrzeigersinn um sich herum einen Kreis auf den Boden zeichnet. Dann ruft man die andere Person an die Umrandung heran, sieht, dass sie die eigene Kraft hält, und nimmt diese wieder zurück.

Hierzu ein Exkurs: Der Lebenswille wird meistens aus Scham verloren, die sich oft hinter einer ernsthaften Krankheit versteckt. Scham hat drei mögliche Ursachen: Zunächst gibt es die Scham, die einem von anderen übergestülpt wird, denn Scham ist eine Energie, die übertragen werden kann. Oft ist Missbrauch ein Mittel, um Scham zu übertragen, die jemand nicht fühlen möchte. Diese Art von Scham muss "ausgepresst" und der Person wieder zurückgegeben werden, die sie Ihnen auferlegt hat. Eine andere Art von Scham kommt von der Bedeutung und dem Stellenwert, den wir frühen Kindheitstraumata beimessen. Ein kleines Kind, das sein Getrenntsein noch nicht erkannt hat, glaubt, dass alles, was ihm zustößt, seine Schuld ist. Wenn es nicht geliebt wird, denkt es, es sei nicht liebenswert. Wenn es sozial benachteiligt ist, denkt es, es sei unwürdig. Um diese Art von Scham zu heilen, muss man sich daran erinnern, wie man das Ereignis gesehen hat; dann muss man es mit einer neuen Bedeutung und einem neuen Stellenwert versehen. Die dritte Art von Scham kommt von Fehlern, die nicht vergeben worden sind. Wenn man einen Fehler macht, ist es ganz natürlich, Gewissensbisse zu haben, damit man seinen Fehler erkennen und sich ändern kann. Mit Scham jedoch ist man selbst der Fehler.

Um das zu heilen, muss man vergeben können – und dafür muss man ehrlich in sich nachforschen, warum man etwas getan hat. So behauptet zum Beispiel in den meisten Fällen von sexuellem Missbrauch der Täter, dass es sein einziger Weg war, Liebe auszudrücken. Hier kann kein Fortschritt stattfinden, da Missbrauch niemals ein Ausdruck von Liebe ist. Wenn er stattdessen sagen würde, dass es der einzige ihm bekannte Weg war, um seine Feindseligkeit auszudrücken, oder dass er nicht wusste, wie er mit seiner Scham umgehen sollte, außer sie einem anderen aufzuerlegen, kann Heilung beginnen. Das Ereignis kann nicht einfach vergessen werden, da dies bedeuten würde, Gefühle zu unterdrücken. Vergebung ist ein ziemlich komplexer Prozess, der sieben Stufen aufweist: Verneinung, Schuldzuweisung, Selbstmitleid, Empörung, die Bewusstwerdung des gesamten Musters, das Ausbrechen aus dem Muster und schließlich Vergebung. Nur wenn jedes dieser Gefühle erlöst wird, kann Scham vollkommen geheilt werden.

Die nächste Ebene, die geheilt werden muss, ist Trauer, die im Solarplexus, in der Bauchspeicheldrüse und in den Nebennieren gespeichert wird. Sobald eine Person traurig ist und die Tränen fließen, wird die Trauer leicht gelöst. Die Falle ist Selbstmitleid, das nicht nur eine Emotion ist, sondern vielmehr ein Seinszustand, der eine Person festhält. Um sich selbst daraus zu befreien, müssen wir die vergangenen und zukünftigen Ursachen der Trauer verstehen. Die vergangene Ursache liegt in der Kindheit, da ein Kleinkind, das nicht in der Lage ist, seine Bedürfnisse selbst zu befriedigen, bekommt, was es will, indem es andere Menschen dazu bringt, es zu bemitleiden. So hört man aber auf, emotional zu wachsen, und bleibt ein Opfer.

Der wahre Grund für Selbstmitleid liegt allerdings in der Zukunft. Es wird eingesetzt, um zu manipulieren (andere bemitleiden einen), zu bestrafen (der Selbstwert anderer wird geschmälert) oder etwas zu vermeiden (meist Verantwortung). Wenn ich mich zum Beispiel selbst bemitleide, und jemand fragt, was los ist, und ich sage "Ich manipuliere dich!", dann wird er mir das nicht abkaufen. Wenn ich hingegen von Problemen spreche und die anderen dazu bekomme, mich zu bemitleiden, dann fressen sie mir aus der Hand und sind genau da, wo ich sie haben möchte. Das Problem ist nur, dass ich, um diese Manipulation aufrechterhalten zu können, immer Probleme haben muss. Man darf keinen Erfolg haben, weil einen dann niemand mehr bemitleiden würde. Spirituelles Wachstum wird auch unmöglich, da ein spirituelles Dasein bedeutet, über seine eigene Kraft zu verfügen, Verantwortung zu übernehmen und positiv zu denken – das alles sind Eigenschaften, die vom Selbstmitleid verneint werden.

Um aus dem Selbstmitleid herauszuwachsen, muss man erkennen, warum man es lebt, und realisieren, was es einen kostet. Dann muss man zurückgehen und dem inneren Kind das geben, was es braucht, damit es loslassen kann und einem erlaubt, erwachsen zu werden. Wenn dies geschieht, wird eine Person richtig trauern und anschließend frei werden. Es können für einige Stunden Tränen fließen, bis alle Trauer erlöst worden ist, sogar Krebs kann auf dieser Ebene heilen.[2]

---

2) Krebs wächst durch einen an sich normalen Prozess, bei dem jede neue Zelle von dem Energiefeld der Zellen mitgerissen wird, die sie umgeben. So wird zum Beispiel eine neue Zelle in der Leber eine Leberzelle und keine Herzzelle. Wenn aber Krebszellen auftreten und stärker sind als die Zellen, die sie umgeben, werden die neuen Zellen von den Krebszellen geprägt. Wenn die Trauer erlöst ist, ist die Energie des Körpers jedoch hoch genug, um die Krebszellen mitzureißen, so dass der Krebs abgebaut wird. Krebs kann also dann heilen, wenn die Körperenergie so weit angestiegen ist – durch das Unbewusste und die Apathie hindurch –, dass die Trauer aufgelöst wird. Wenn dieser Zustand erreicht wurde, wird sich der Krebs schnell auflösen. Dabei trauert der Patient – es ist, als ob der Krebs herausgeweint würde.

4

Die nächste Ebene, die geheilt werden muss, ist Angst, die in der Thymusdrüse gespeichert wird. Sie ist das Gefühl, dem man am liebsten ausweicht. Es kommt oft vor, dass sich ein Patient ein bestimmtes Trauma nicht ansehen möchte, weil er Angst davor hat, es wäre mehr, als er ertragen könnte. Er fürchtet, dass er, wenn er seine ganze Wut zuließe, die Kontrolle verlieren und alles zerstören würde; wenn er seinen Schmerz zuließe, hätte er Angst, dieser würde ihn zerstören. Es ist wichtig, dass der Patient sich die Zeit nimmt, nur die Angst zu fühlen, bevor er die Wut oder den Schmerz spürt.

Wenn die Angst vorbei ist, wird er in der Lage sein, sich die Wut und den Schmerz ohne Widerstand anzusehen. Angst wird immer von Liebe umgeben. Die meiste Angst haben wir daher auch davor, die Liebe zu verlieren, das Objekt der Liebe zu verlieren oder der Liebe nicht gerecht zu werden. Je größer die Liebe ist, umso größer ist auch die Angst. Solange es Liebe gibt, gibt es auch immer etwas, das aussieht wie Angst. Wir müssen eher lernen, über die Angst hinaus zu lieben, als ohne Angst zu lieben. Das bedeutet, wir heißen die Angst willkommen, aber wir konzentrieren uns auf die Liebe, die dahintersteht. Sobald wir die Liebe wiedererkannt haben, können wir die Angst loslassen.

Angst ist oft mit Scham verbunden, weil man befürchtet, nicht liebenswert zu sein. Die Verbindung aus Angst und Scham beschädigt das Immunsystem am meisten, doch wenn das geheilt ist, sind auch Immunschwächekrankheiten geheilt. Der HIV-Virus benutzt die körpereigene DNA, um neue Viren herzustellen. Es ist ein ähnlicher Prozess wie beim Krebs, der benachbarte Zellen "infiziert". Um dies umzukehren, muss die Energie des Körpers um eine Ebene erhöht werden, indem die Angst geheilt wird.

Man muss realisieren, dass in Wirklichkeit nicht der Virus das Immunsystem zerstört, sondern dies geschieht vielmehr durch Angst und Scham. Der Virus übernimmt erst dann die Macht, wenn das Immunsystem schon geschwächt ist.

Sobald Angst und Scham erlöst sind, kann Wut auftauchen. Wenn man die Wut aber ablehnt, kann man sie auf unterschiedliche Arten verstecken. Die erste Möglichkeit ist Schuld. Das ist echte Wut, die man sich nicht eingesteht. Wenn man zum Beispiel jemanden enttäuscht hat, ist man wütend auf sich selbst und wütend auf den anderen, der überhaupt eine Erwartung an einen hatte. Da der andere und nicht man selbst verletzt ist, gesteht man sich in der Folge nicht das Recht zu, wütend zu sein, so dass sich das Gefühl in Schuld umwandelt. Diese wird erlöst, wenn man es sich erlaubt, die Wut zu spüren.

Die hinterlistigste Art versteckter Wut ist Märtyrertum; dabei fühlt man sich überwältigt, missverstanden und nicht wertgeschätzt. Märtyrertum baut niemals auf Liebe auf, denn stille und selbstgerechte Wut strebt danach, stille und selbstgerechte Rache zu nehmen. Wenn man unerträgliche Bürden auf sich nimmt, geschieht das, um Menschen zu bestrafen, indem man sie dazu bringt, sich schuldig zu fühlen. Anstatt die Wut zuzugeben, strebt man eine Wiedergutmachung in der Zukunft an; man freut sich dann, wenn die anderen ihre "verdiente" Strafe erhalten. Ein Märtyrer würde das niemals zugeben, weil er glaubt, missverstanden zu sein und niemals falsch zu liegen. Wenn Sie sich selbst überwältigt fühlen, missverstanden und nicht wertgeschätzt, sollten Sie sich fragen, wen Sie bestrafen möchten – und das sind niemals Sie selbst ... Obwohl ein Märtyrer das als Erstes antworten würde, weil er immer die Auswirkung auf sich selbst sieht und nicht die auf andere. Oft möchte man hier auch Gott bestrafen. Sobald Sie die Wut aber zugeben, können Sie sie willkommen heißen und erlösen.

Machen Sie sich bewusst: Die Wut kommt, um Sie zu beschützen, wenn Sie extrem viel an Kraft oder Selbstwert verloren haben. Wenn Wut verleugnet wird, manifestiert sie sich als niedrige Energie und Zynismus. Es ist völlig egal, wie viel Wut Sie ausdrücken, sie wird nicht verschwinden, bis Sie die Kraft oder den Selbstwert zurückgewonnen haben, den Sie verloren hatten. Wenn Sie es sich selbst erlauben, Ihre Wut zu spüren, können Sie die Stärke nutzen, die sie Ihnen gibt, um Ihre Kraft von jenen zurückzuholen, die sie Ihnen genommen haben. Sie könnten sich als Hilfestellung selbst visualisieren, wie Sie Ihre Kraft zurückholen, indem Sie sie als einen Energieball wahrnehmen.

Wut wird in der Schilddrüse gespeichert. Wenn Sie Ihre Kraft zurücknehmen, befreit Sie das aus dem Zustand niedriger Energie, der sich durch eine Unterfunktion der Schilddrüse einstellt. Da die Schilddrüse für Verkalkungen verantwortlich ist, wird die erlöste Wut auch Arthritis heilen.

Die nächste Ebene, die es zu heilen gilt, ist der Schmerz, der in der Hypophyse gespeichert wird. Hier ist es anders als bei der Trauer, die häufig durch Tränen gelöst wird. Manchmal gibt es einen tieferen Schmerz, den Tränen nicht erreichen können, er kann nur gefühlt werden und ist wie eine tiefe Spaltung in der Seele. Doch jeder Schmerz ist eine wirkliche Trennung, die nur geheilt werden kann, indem der Schmerz umarmt wird. Die Art der Trennung bestimmt dabei die Art des Schmerzes.

Mit physischem Schmerz ist man von der Kontrolle getrennt, und immer dann, wenn wir uns nicht unter Kontrolle haben, verletzen wir uns selbst. Wenn wir unseren Sinn für Liebe oder Zugehörigkeit verlieren, spüren wir emotionalen Schmerz. Bei mentalem Schmerz geht es um die Trennung vom Verstehen. Wenn wir erst einmal innerlich gespalten sind und den Schmerz unterdrücken, wird die Spaltung immer versuchen, sich selbst zu zeigen, indem sie mehr Schmerz hervorbringt. Bis wir die Spaltung heilen, werden wir aber fortwährend Schmerz in unserem Leben haben. Sobald wir aber den Schmerz umarmen und die Trennung schließen, verbinden wir uns wieder mit unserem Höheren Selbst und leben mit einer viel höheren Lebensenergie. Jetzt sehen wir viel klarer, und unsere Erinnerung ist vollkommen. Wir können nun alte Glaubenssätze[3] und Entscheidungen[4] erkennen und erlösen.

Die Hypophyse ist dafür verantwortlich, Nervenbahnen wiederherzustellen, sie zu heilen. Sie kann auch wieder Bewegung in gelähmte Körperteile bringen. Dies setzt voraus, dass der Patient den Schmerz umarmt, der die Lähmung hervorgerufen hat. Dann

---

3) *Glaubenssätze werden durch die Bedeutung und den Stellenwert geformt, den wir den Ereignissen in unserem Leben beimessen. Das beginnt schon sehr früh in unserem Leben, wenn wir durch frühe Ereignisse geprägt werden. Die anfänglichen Ideen werden durch spätere Ereignisse (scheinbar) bewiesen, bevor sie als Glaubenssätze gespeichert werden. Doch wenn wir uns an diese Ereignisse erinnern und sie mit einer neuen Bedeutung und einem neuen Stellenwert versehen, verändern sich unsere Glaubenssätze. Affirmationen allein reichen hier jedoch nicht aus, da unser Unterbewusstsein Worten keine große Bedeutung beimisst, sondern nur dem, was es mit den Sinnen überprüfen kann - Sie müssen das Neue daher* **fühlen.**

können sich beschädigte Körperteile wieder völlig regenerieren, und wenn dies geschieht, kann ein intensives Brennen gefühlt werden, da die Kundalini aufsteigt. Sobald die Hypophyse geheilt ist, fängt die Epiphyse automatisch an, sich zu klären. Man wird sich nun vollkommen bewusst, wie man seine eigene Realität erschafft, und wird dadurch nie wieder das Opfer spielen. Von nun an arbeiten wir fortwährend daran, unsere Träume zu manifestieren, und uns wird klar, dass wir jedes Problem, das auftaucht, durch eine Umwandlung unseres Bewusstseins ändern können. Übersinnliche Fähigkeiten erwachen ebenso.

Nach dem endokrinen System wenden wir uns der Wirbelsäule zu. Da die Wirbelsäule alle anderen Organe mit Nerven versorgt, wird ein Organ nicht ganz heilen können, bis der entsprechende Wirbelknochen so von Verkalkung geklärt ist, dass die Nervenversorgung wieder intakt ist. Die Wirbelsäule wird mit dem Willen in Verbindung gebracht, und jedes Mal, wenn der eigene Wille gebrochen wird oder man seine Kraft abgibt, wird die Wirbelsäule deformiert. Wenn wir die Wirbelsäule heilen,

---

4) Eine Entscheidung, die man vor langer Zeit in einem intensiven emotionalen Augenblick getroffen hat, kontrolliert oft immer noch unser Leben. Dabei sind die meisten unserer früheren Entscheidungen begrenzend. Wenn wir zum Beispiel in Mangel lebten und entschieden haben, mit wenig auszukommen, werden wir uns mit immer weniger zufriedengeben, als wir haben könnten. Die Entscheidung, nicht zu lieben, hindert uns später daran, Beziehungen aufzubauen. Die Entscheidung zu bestrafen, hält uns davon ab, Erfolg zu erschaffen. Wenn man sich an die Wahl und an die Atmosphäre erinnert, in der solche Entscheidungen getroffen wurden, und eine neue Entscheidung mit derselben Intensität trifft, wird die neue Wahl immer die alte ablösen.

erkennen und überwinden wir alle subtilen Manipulationen und Kontrollmechanismen.

Es gibt acht Kontrollmechanismen. Der erste und grausamste ist Gewalt, die variieren kann von Schikane, über Raub bis hin zu Verhaftung aus irgendeinem realen oder fiktiven Grund. Der zweite Mechanismus ist Angst. Diese kann auf Missfallen aufbauen, auf Schmerz, auf Einsamkeit oder der Angst vor Gott. Der dritte Mechanismus ist Schuld. Das ist einfache Manipulation durch das Erfinden eines Kodex für akzeptables Benehmen. Der vierte Mechanismus ist Unwahrheit, die Lügen oder das Vorenthalten von Informationen bedeuten kann. Dies hält einen davon ab, die richtigen Informationen zu haben, die man braucht, um die beste Entscheidung für sich zu treffen. Ein typisches Beispiel wäre, Untreue zu verheimlichen, damit der Partner einen nicht verlässt – was bedeutet, dass man keine verbindliche Beziehung führen kann. Der fünfte Mechanismus ist "Dienst". Hier erfindet wieder jemand ein richtiges Verhalten und erwartet, dass man es akzeptiert. Der sechste Mechanismus ist Altruismus, der uns lehrt, unsere Bedürfnisse für andere zu opfern. Dies wurde erschaffen, um unsere natürliche Fürsorge und das Mitgefühl für andere zu verfälschen. Der siebte Mechanismus ist das Image. Jemand erfindet hier ein Image und bringt einen dazu, sich fehlerhaft zu fühlen, wenn man ihm nicht gerecht wird. Typisch dafür sind Statements wie: "Wenn du ein Mann wärst, würdest du dies und das tun." Der achte Mechanismus ist Anerkennung. Man kann davon abgehalten werden, etwas zu tun, was man tun möchte, wenn jemand einem nicht zustimmt. Wenn diese acht Mechanismen einmal erkannt und überwunden worden sind, wird man nie wieder Kraft an andere abgeben.

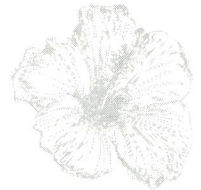

Der Schädel

Sobald die Wirbelsäule vollkommen geklärt ist, kann die Kundalini in den Kopf aufsteigen, wo wir den tiefsten Ursprung aller Probleme lösen können. Wir gehen über Emotionen und Erinnerungen hinaus in tiefere und übergeordnete unbewusste Programmierungen. Wir beginnen mit den Schläfenknochen, die mit dem Tentorium cerebelli (Kleinhirnzelt) verbunden sind, der am ältesten Teil des Nervensystems anliegt. Hier beginnen wir, die Schleier der Wahrnehmung zu lüften, die Überlebensschablonen im Gehirn sind, die unser Wahrnehmungsvermögen trüben. Jede Information, die nicht zu den Schablonen passt, wird aussortiert, so dass diese Schablonen all unsere Erfahrungen filtern und uns im Bewusstsein begrenzt halten.

Die erste Schablone kann *Schleier der Gene und Hormone* genannt werden. Unsere Gene und Hormone haben ihre eigenen Vorstellungen, sie wollen sich reproduzieren und einen neuen Wirt finden. Und wenn sie dies getan haben, können wir sterben. Das bringt Frauen manchmal dazu, sich wie eine Glucke zu verhalten, so dass sie an einem bestimmten Punkt in ihrem Leben Kinder bekommen und womöglich ihre Karriere aufgeben wollen. Die Gene und Hormone bringen Männer dazu, ihren Samen so weit wie möglich zu streuen, was jede liebevolle Beziehung zerstören kann, die sie aufbauen wollen. Sie fördern auch den Wettbewerb unter Männern, da sich der Stärkste fortpflanzen muss und jeder an der Spitze sein möchte.

Die zweite Schablone ist der *soziale Schleier*, der uns dazu bringt, uns an die Gesellschaft anzupassen, statt Individuen zu sein. Da jeder Schleier auf den vorhergehenden aufbaut, schließt die Gesellschaft an den genetischen Schleier an – ein Beispiel dafür wäre der Wunsch nach einem starken Anführer. Das Ergebnis davon ist, dass Menschen lernen, sich nicht selbst zu vertrauen, denn man erwartet von ihnen, dass sie dem vertrauen, der die Leitung hat. Da die Gesellschaft dafür vorgesehen ist, aus sich heraus zu überleben, gehen unsere Bedürfnisse oft zugunsten der Bedürfnisse des Ganzen verloren, was in der Regel bedeutet: zugunsten der Wünsche dessen, der an der Macht ist. Die Gesellschaft sollte uns auch vor dem Chaos schützen. Das war sinnvoll, als Chaos all die Gefahren darstellte, die aus der Wildnis kommen konnten. Aber heutzutage brauchen wir ein gewisses Maß an Chaos, um Kreativität und Magie zulassen zu können. Wenn uns die eigenen Bedürfnisse, das Selbstvertrauen und das Chaos weggenommen werden, sind wir sehr begrenzt.

Die dritte Schablone ist der *Schleier des Egos.* Mit einem Denken, das auf Wettbewerb beruht, lernen unsere Egos, immer der Beste sein zu wollen. Wir sind oft genug gefangen in Spielen von "Besser als" oder "Schlechter als", die zu Täuschungen wie Größenwahn und Bedeutungslosigkeit führen. Beide entfernen uns von unserer wahren Kraft.

Die vierte Schablone ist der *Schleier der Kraft.* In einer chauvinistischen Gesellschaft, die ebenfalls auf Wettbewerb beruht, lernen wir, eher jemanden als kraftvoll anzusehen, der alle anderen herumkommandieren kann, als eine verletzliche beziehungsweise empfängliche Person, die Wunder bewirkt. Wenn Sie sich dazu entschließen, empfänglich zu sein für die Liebe, die Sie immer umgibt, können Sie mehr von der Göttin empfangen – und Ihre ganze Wirklichkeit kann sich verändern. Das ist wahre Kraft.

Die fünfte Schablone ist der *Schleier der Unzufriedenheit.* Unglücklichsein ist ein Überlebensinstinkt, denn wenn man glücklich ist, hütet man sich nicht vor Gefahren. Es kann sein, dass Sie manchmal feststellen, dass Sie allein ziemlich glücklich sind, bis dann jemand in den Raum kommt, der etwas von Ihnen will. Dann sehen Sie plötzlich unglücklich aus. Doch wenn Sie unglücklich sind, wird weniger von Ihnen erwartet. Aber: Sie vergessen dabei, dass Sie glücklich sein und trotzdem nein sagen können ...

Die sechste Schablone ist der *Schleier der Vergangenheit.* Wir benutzen instinktiv unsere vergangenen Erfahrungen, um Lösungen und Auswege für mögliche Gefahren zu finden. Doch so beschränken wir uns nur selbst. Indem wir stattdessen unsere Zukunftsmöglichkeiten pflegen und hegen, führen wir tatsächlich eine fundamentale und nachhaltige Veränderung herbei, denn in jedem Augenblick gibt es viele Zukunftsmöglichkeiten, die versuchen stattzufinden – und jene, die die meiste Aufmerksamkeit bekommt, wird stattfinden.

Die siebte Schablone ist der *Schleier der Abhängigkeit*. Der Ursprung jeder Abhängigkeit ist die Abhängigkeit von der Vergangenheit oder von der Vorstellung, etwas Besonderes zu sein. Wenn die Schleier des Egos und der Vergangenheit stärker werden, formt sich der Schleier der Abhängigkeit.

Da diese Schleier Überlebensinstinkte sind, können sie nicht rational aufgelöst werden, sondern nur durch eine korrekte Pointholding-Methode. Hier sind gewisse Übertragungen notwendig, damit Heilung zu dieser tiefen, instinktiven Ebene gebracht werden kann. Wir bearbeiten dazu den "Triple Axis" genannten Punkt, da wir drei Punkte gleichzeitig drücken: einen Punkt unterhalb des Wangenknochens (Jochbogen) und zwei weitere im Kieferknochen, die bestimmte Muskeln lösen.

Das erlöst den tiefsten Schmerz und heilt dadurch die Trennung vom Höheren Selbst. Da die Schädelknochen zu ihrer perfekten Konfiguration zurückkehren, agiert der Schädel als Verstärker, indem er die Projektion der eigenen Gedankenkraft 10.000-mal verstärkt. Der Hamulus pterygoideus[5], ein sehr empfindlicher Knochen, der im Normalfall beschädigt ist, regeneriert sich ebenfalls und kann nun als Antenne für psychische Wellen dienen. Diese Technik stellt deswegen übersinnliche Fähigkeiten und die Verbindung zum Höheren Selbst wieder her.

---

5) *Der Hamulus pterygoideus ist ein hakenförmiger Ausläufer der Lamina medialis des Flügelfortsatzes des Keilbeins.*

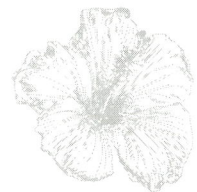

Das Dritte Auge

In diesem Abschnitt arbeiten wir an den Asterion-Punkten[6] und an den Einbuchtungen oberhalb des Auges, um Hellsichtigkeit und Manifestationskräfte zu erwecken.

Wir bearbeiten und erlösen die drei Basisbedürfnisse, die die Ursache vieler emotionaler Muster darstellen: das Bedürfnis nach Liebe, das Bedürfnis nach Kontrolle und das Bedürfnis nach Sicherheit. Wir lösen auch alle begrenzenden Glaubenssätze

---

6) Das Asterion ist die Verbindungsstelle von Scheitel-, Schläfen- und Hinterhauptsbein.

auf, die die Manifestation unserer Wünsche behindern. Dann können wir uns direkt auf die Wahrheit konzentrieren, dass wir unsere gesamte Realität mit unseren Gedanken manifestieren – und dass wir alles manifestieren können. Hier wird auch die psychische Pforte am Hinterkopf geklärt, was schließlich den sozialen Schleier lüftet und uns vom Einfluss anderer befreit.

Während wir das Dritte Auge erwecken, entdecken wir auch unsere destruktive Kraft – das heißt, wir umarmen unseren Schatten. Anstatt zu denken, dass wir nur Gutes tun können, müssen wir erkennen, dass wir genauso zu Bösem fähig sind, aber uns dafür entscheiden, Gutes zu tun. Wir müssen auch verstehen, dass wir das Destruktive brauchen, weil unser Energiefeld ansonsten von alten Formen überfüllt wäre, die wir nicht länger benötigen. Wenn wir uns der destruktiven Kraft bedienen, werden somit Gedankenformen und psychische Parasiten vernichtet, und das bewahrt uns davor, negative Ereignisse in unserem Leben zu manifestieren.

Nun können wir unsere Wünsche wirklich manifestieren. Um das zu tun, werden wir ununterbrochen alle negativen Gefühle auflösen, die auftauchen, wenn wir uns auf unsere Wünsche konzentrieren.

Wir arbeiten uns immer noch an der Leiter unserer Emotionen empor, aber die Stufen unterscheiden sich nun leicht. Wenn wir zum Beispiel zunächst das visualisieren, was wir manifestieren möchten, werden wir vielleicht Zweifel oder Hoffnungslosigkeit fühlen. Wenn wir dieses Gefühl willkommen heißen und es auflösen, könnten wir durch Trauer oder Wut gehen, die von früheren Fehlschlägen herrühren, dann kommt die Angst vor dem nächsten Misserfolg, schließlich Mut, Hoffnung, positive

Erwartung, Aufregung, Gewissheit und Frieden. Wenn wir diese höheren Gefühle erreichen, wird unser Wunsch sich sicherlich manifestieren.

Die Zusammenarbeit mit dem Höheren Selbst ist ein sehr kraftvoller Manifestationsprozess. Zeichnen Sie zunächst das, was Sie manifestieren möchten, oder versuchen Sie, es symbolisch zu sehen. Dann betrachten Sie das Bild und brennen es in Ihre Erinnerung ein. Nun atmen Sie vier Mal sehr langsam tief durch und stellen sich vor, dass Sie die Energie des gesamten Universums in sich aufnehmen. Bieten Sie sie Ihrem Höheren Selbst als Geschenk an, und visualisieren Sie, wie sie bis zu einem halben Meter über Ihrem Kopf hochsteigt. Stellen Sie sich nun vor, wie Ihr Bild oder Symbol auch zu diesem Punkt hochsteigt, und zwar mit der Absicht, sich Ihrem Höheren Selbst zu zeigen. Dann konzentrieren Sie sich darauf, jedes Gefühl, das auftaucht, willkommen zu heißen, bis Sie Frieden und Vertrauen in Ihren Erfolg haben. Danach beenden Sie den Vorgang. Ihr Wunsch wird sich bald manifestieren.

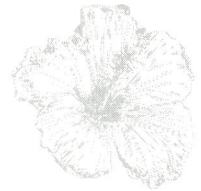

Das Kronenchakra

In diesem Kapitel geht es darum, unsere Beziehung zu Gott/zur Göttin/zu Allem-was-Ist zu klären. Das öffnet uns, und wir empfinden ein Gefühl der Grenzenlosigkeit; es verbindet uns mit unseren wahren Wünschen und Fügungen und führt uns in eine intime, koschöpferische Beziehung mit dem Universum. Wir erinnern uns daran, warum wir uns von der Quelle getrennt haben, und an unsere ersten Gedanken, die wir im Getrenntsein hatten. Wir trennten uns von der Quelle, um herauszufinden, wer wir als Individuen sind, aber mit dem Versprechen, dass wir zurückkehren würden, sobald wir uns selbst gefunden haben – und zwar um die Göttin zu lieben, weil es unsere Entscheidung ist und kein Automatismus.

Um getrennt sein zu können, erschufen wir falsche Religionen, um unsere Kraft zu verlieren, und wir gaukelten uns vor, dass die Göttin uns ihren Rücken zugekehrt hat, damit wir ihr unseren Rücken zukehren konnten. Bei dieser Reise ging es um Trennung, Vergessen und das Erfülltsein mit Schmerz. Während wir uns selbst finden, sind wir in einem Prozess von Wiedervereinigung und Erinnerung. Die Reise sollte erfüllt sein mit Freude und Liebe, und um sie antreten zu können, müssen wir all unsere konditionierenden Religionen vergessen, weil wir erkennen, dass wir sie erschaffen haben, um Gott zu verlieren – und nicht, um ihn zu finden.

Indem wir das Konzept einer Seele erschaffen haben, die durch das Böse zerstört werden kann, wird ihre Rettung zum Sinn des Lebens. Mit dieser Lebensanschauung kann Religion jedes Verhalten rechtfertigen, das ihr gerade gelegen kommt. Der Altruismus, der uns nicht erlaubt, mehr als unsere Nachbarn zu besitzen, hält uns davon ab, zu unserer vollen Kraft heranzuwachsen. Das Konzept der Sünde bringt uns dazu, uns unwürdig zu fühlen. Es ist jedoch ganz natürlich, dass man sich gut fühlen möchte, dass man Vergnügen und Reichtum anstrebt. Das wurde uns durch die Lehre, dass Stolz, Lust und Gier Todsünden sind, aber verwehrt. Wir müssen die Konzepte von Verdienst und Schuld daher jetzt erlösen, denn wir wurden geboren, um alles zu empfangen, ohne darüber nachzudenken, ob wir es verdienen. Unsere Realität ist kein Produkt des Verdienstes, sondern unseres Willens: Wir müssen uns Dinge nicht verdienen, wir müssen sie lediglich haben wollen.

Auf dieser Ebene erlösen wir auch das Gefühl von Verpflichtung anderen gegenüber, das scheinbar aus dem Gedanken entstand, dass wir nicht mehr als andere haben sollten – in Wirklichkeit stammt es von unserem Bedürfnis nach Intimität.

Sobald wir unsere Beziehung zum Schöpfer entdecken, erlösen wir die Idee von Gut und Böse, da alles aus einer Quelle kommt. Um das zu verstehen, umarmen wir beides: unseren dunklen und unseren lichterfüllten Schatten. Allerdings muss man sagen: Es gibt negative Dinge, die wir verleugnen, aber wir lehnen auch eine Menge sehr positiver Dinge an uns ab. Sobald wir beides, Licht und Dunkelheit, in uns akzeptieren, können wir herausfinden, was beiden gemeinsam ist. So könnten Sie zum Beispiel herausfinden, dass Sie zu intensivem Hass fähig sind, aber auch zu sehr intensiver Liebe. Die Intensität ist beiden gemeinsam, und das ist der Weg, wie Sie sich mit der reinen Schöpfungskraft verbinden können – und wenn Sie einmal mit dieser puren Kraft verbunden sind, fangen Sie an, mit Gott/der Göttin/Allem-was-Ist zu kokreieren. Wenn wir das Konzept von Gut und Böse auflösen, bringt es uns zudem nicht mehr dazu, Böses zu tun, weil wir eine stärkere Verbindung zu unserer Bestimmung haben und unseren Zwängen gewachsen sind. Wir streben nun nach Spiritualität, möchten neue Fähigkeiten lernen, ersehnen und treffen neue Entscheidungen, wandeln uns und wachsen, finden unseren Sinn im Leben, messen ihm eine Bedeutung bei und sind der unübertrefflichen und unersetzlichen Herausforderung des Lebens gewachsen.

Das Unbewusste beharrt auf Beständigkeit, um das Überleben leichter zu machen. Es wird alles verleugnet, was diese Konstanz gefährdet, so zum Beispiel auch übersinnliche Phänomene. Wenn jemand solchen Phänomenen ausgesetzt ist, könnte er krank werden, da das Unbewusste in Panik gerät. Um uns für unsere übersinnlichen Fähigkeiten zu öffnen, muss der psychische Sensor aufgelöst werden. Das geschieht durch die Pterion-Punkte.

Zwei weitere Übertragungen sind hier notwendig. Die eine ist die Übertragung des unaussprechlichen Wortes, des heiligen Namens Gottes. Das ist nicht wirklich ein Wort, das man aussprechen kann, sondern eine Schwingung, die man fühlt, und die Resonanz der Schöpfung. Wenn man diese Schwingung in sich selbst fühlen kann, steht man in Verbindung mit der Schöpfungskraft. Die andere Übertragung ist jene des Abkommens. Als wir uns von der Quelle trennten, haben wir mit der Göttin ein Abkommen geschlossen, das ihr Versprechen enthält, mit uns zu kokreieren. Die Übertragung erinnert uns an dieses Abkommen, so dass wir mit Gott/der Göttin/Allem-was-Ist kokreieren können.

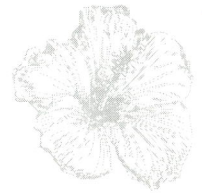

Das Manifestationszentrum

Das Manifestationszentrum ist ein subtiles Chakra in der Nähe des Solarplexus, das wir brauchen, um unsere Wünsche zu manifestieren. Es kann ganz leicht getestet werden, indem man ein Quadrat aus Aluminiumfolie mit einer Seitenlänge von fünf Zentimetern rechts neben den Nabel klebt, wobei die glänzende Seite außen liegt. Alle Seiten werden mit Klebestreifen an die Haut geklebt. Wenn die Folie nach einer Stunde voller kleiner Löcher ist, dann ist Ihr Manifestationszentrum undicht. Es ist kein Zufall, dass Menschen mit einem beschädigten Manifestationszentrum in Armut leben, während jene mit gesunden Manifestationszentren Reichtum manifestieren.

Eine wichtige Bedingung, um das Manifestationszentrum zu heilen, ist es, geben und nicht nehmen zu wollen. Wir können uns zwei Sets mit ganz unterschiedlicher Resonanz ansehen: Der Nehmende glaubt, dass er oder sie weniger hat als andere, weniger privilegiert ist und nichts zu geben hat. Er benutzt Selbstmitleid, um ein Geben zu vermeiden und um zu entschuldigen, dass er immer wieder mehr haben möchte. Um dieses Selbstmitleid zu rechtfertigen, wird er ein Leben voller Kampf manifestieren. Innerhalb dieses Sets ist es unmöglich, Reichtum zu erschaffen. Der Gebende dagegen lebt in einem Zustand des Vertrauens, so dass er, während er gibt, immer mehr erschafft. Das lässt eine nähere Verbindung zu Gott zu, weil die Natur Gottes Geben bedeutet. Es ist nun offensichtlich, dass man, um Reichtum zu erschaffen, in das letzte Set treten muss – das heißt, es ist wichtig, dem Selbstmitleid nicht länger nachzugeben oder es zu entschuldigen. Machen Sie sich die Mühe herauszufinden, was Sie geben können, das für andere von Wert sein könnte. Dabei geht es nicht unbedingt um materielle Dinge, sondern Sie geben am meisten, wenn Sie von sich selbst geben. Wenn Sie von Ihrer Stärke geben, wachsen Sie – und sobald Sie sich bemühen, ein Gebender zu sein, verändert sich Ihre Schwingung sofort und die kreative Kraft ist aktiviert. Hier ist die Übertragung der Kraft der Kokreation notwendig, die Ihnen von großem Gewinn sein wird bei Ihren Manifestationen, denn wenn zwei Wesen kokreieren, ist die sich daraus ergebende Energie sehr kraftvoll – und jeder profitiert davon, wird mehr, größer. Kokreation ist auch genau die Kraft, die uns befreien kann und uns mit all den Kräften wiederherstellt, die für uns vorgesehen sind. So werden wir sämtliche Blockaden schließlich entfernen können, und das löst eine unglaubliche Ausdehnung im Bewusstsein aus. Wir können nun alle Begrenzungen loslassen und uns für Wunder öffnen.

Wenn wir Begrenzungen loslassen, finden wir uns erst einmal im Chaos wieder, da jede Form eine Begrenzung darstellt. Deswegen ist es so wichtig, uns in unseren wahren Willen einzuschwingen, damit wir etwas Positives und nicht nur Chaos manifestieren. Dabei helfen uns die magischen Lehren, die eine perfekte Welt beschreiben, in der wir ein gütiges Double haben, das entsprechend seinem göttlichen Plan lebt – es lebt in Liebe, Freude, Reichtum und mit all seinen voll entwickelten Kräften und pflegt eine nahe Beziehung mit dem Schöpfer. Indem wir uns auf unser göttliches Ebenbild einstimmen, nähern wir uns diesem göttlichen Plan und erinnern uns an unseren wahren Willen.

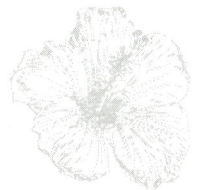

Die Ernährung

Da während der Heilung große Veränderungen im Körper stattfinden, ist es wichtig, ihm genügend Nährstoffe zur Verfügung
zu stellen, um diese Veränderungen zu unterstützen. Wenn beispielsweise Knochen neu strukturiert werden, braucht man viel
Kalzium; für die Regeneration des Drüsensystems ist dagegen
viel Zink notwendig. Um sicherzugehen, dass der Körper alle Mineralien hat, die er braucht, ist es am besten, eine große Auswahl
davon in kolloidaler Form zu sich zu nehmen. Da Petrochemikalien
die Mineralienaufnahme der Pflanze aus dem Boden verringern,
sollte die Nahrung aus reinen Bio-Produkten bestehen. Genauso
wichtig ist es, viele Enzyme zu sich zu nehmen, denn sie dienen

als Katalysatoren für jeden physischen Prozess. Der Körper kann zudem nur eine begrenzte Menge an Enzymen produzieren. Wenn er also mehr Verdauungsenzyme erzeugen muss, hat er weniger Spielraum, um metabolische Enzyme herzustellen, die für andere physische Prozesse, wie Heilung, benötigt werden. Wir können unserem Körper helfen, indem wir ihn entlasten und während des Heilungsprozesses vorwiegend Rohkost zu uns nehmen, damit der Körper nicht mehr Verdauungsenzyme produzieren muss. Bio-Rohkost ist selbstverständlich besonders empfehlenswert, da sie viele Photonen enthält und die Schwingung erhöht. Diese sollte mit kolloidalen Mineralien und einem Zusatz an natürlichen Enzymen ergänzt werden.

Da der Körper dazu neigt, sich zu reinigen, ist es auch wichtig, toxische Produkte wie Kaffee, Alkohol oder andere aufs Äußerste raffinierte oder behandelte Nahrung zu vermeiden. Chemische Zusätze, gentechnisch verändertes Obst, Gemüse oder auch Fertigprodukte sollten vermieden werden. Proteine erhält man durch Nüsse und Samen, die 24 Stunden lang in Wasser eingelegt werden, damit sich die Enzymhemmstoffe auflösen. Getrocknet enthalten alle Samen einen Enzymhemmstoff, der sie haltbar macht, doch wenn sie bis zum Gärungszustand aufquellen, lösen sich die Enzymhemmer auf und Enzyme werden produziert. Natürliche Nahrungsergänzungsmittel wie Pollen, Bierhefe, Weizengras oder Chlorella sind ebenfalls hilfreich.

Synthetische Vitamine sollten dagegen gemieden werden, da sie den Heilungsprozess unterdrücken und die Transformation so verhindern. Wenn eine Person zum Beispiel viel Vitamin C zu sich nimmt, um eine Erkältung zu unterdrücken, formt sich ein schleimiger Ring im Auge, so als ob sie Medikamente genommen hätte. Zudem enthalten Vitamin-C-Produkte chemische Zusätze und synthetische Stoffe – eine natürliche Vitamin-C-Tablette von 500 mg müsste die Größe eines Golfballs haben. Synthetische Ascorbinsäure ist im Übrigen kein Ersatz für natürliches Vitamin C. Es gilt daher die einfache Regel: Vertraue der Natur und nicht dem Labor.

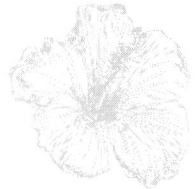

Die Heilungskrise

Entwicklung findet nicht immer graduell und sanft statt, sie besteht im Normalfall aus plötzlichen Transformationen, die sich als Krisenzeiten zeigen. Wenn eine Person eine große Veränderung durchlebt, kann sie also durch eine Art Krise gehen, weil der Körper, der Verstand und die Persönlichkeit neu geordnet werden, und während der Körper sich selbst reinigt, können sich Toxine lösen. Das kann sich in einer laufenden Nase zeigen, als Husten, Brechreiz oder Durchfall. Ein Fieber, das nur kurze Zeit anhält, kommt auch sehr oft vor. Es ist wichtig, diese Symptome nicht zu unterdrücken, da sie Teil des Heilungsprozesses sind. Und: Die Dinge, die Sie in die Heilungskrise gebracht haben, werden Sie auch schnell durch sie hindurchführen.

Muskeltests funktionieren während einer Heilungskrise nicht, denn sie testen, was Sie brauchen, um im Gleichgewicht zu sein. Während der Heilungskrise wird Sie daher alles, was die Schwingung erhöht, von der vorhergehenden Gleichgewichtsebene entfernen; deswegen wird es als schwach getestet. Alles, was die Schwingung verringert, wird Sie zu diesem Gleichgewicht zurückbringen und wird deswegen als stark getestet. Ein weit verbreiteter Fehler ist, zum Kinesiologen zu gehen, wenn Sie sich nicht im Gleichgewicht fühlen. Wenn er alle natürlichen Nahrungsmittel testet, wird er sie als schwach testen, so dass er daraus schließt, dass Sie allergisch darauf reagieren. Wenn er alle künstlichen Zusätze testet, die die Schwingung verringern, wird er sie als stark testen, so dass er empfehlen wird, sie zu nehmen. Dadurch wird die Schwingung auf die vorhergehende Ebene zurückverringert, so dass Sie sich besser fühlen – aber keinen Durchbruch erreichen.

Es gibt auch eine emotionale Heilungskrise, bei der alle in der Vergangenheit unterdrückten Emotionen an die Oberfläche kommen. Es ist wichtig, diese Gefühle willkommen zu heißen – und dann werden sie bald verschwinden. Der Grund, wieso Menschen hier Widerstand leisten könnten, ist, dass das Ego sich jeder großen Veränderung widersetzt. Wenn Sie die Sprache des Egos verstehen, können Sie ihm aber leicht entgegenwirken: Das Ego beschuldigt, leugnet und rechtfertigt sich immer. Wenn Sie das tun, sind Sie also im Ego. Es ist auch sinnvoll zu erkennen, auf welcher Stufe die Entwicklung Ihres Egos stehen geblieben ist. Das kindliche Ego sieht die Welt als einen gefährlichen Ort an und fürchtet, nicht genug zu bekommen. Das pubertierende Ego fürchtet, nicht gut genug zu sein. Das junge, erwachsene Ego fürchtet, nicht schnell genug zu lernen oder zu wachsen. Das völlig erwachsene Ego aber sagt schließlich: "Ich bin genug."

Wenn wir anfangen, unser Ego zu heilen, wächst es durch diese Stadien. Sie können an Ihrem Ego arbeiten, indem Sie erkennen, wie es funktioniert, um es dann Ihrem Höheren Selbst zu übergeben, damit es in Meditation heilt und wächst. Schätzen Sie Ihr Ego ein, indem Sie sich ansehen, wieso Sie besser als andere zu sein glauben, welchen Dingen Sie die Schuld geben, was Sie verleugnen oder rechtfertigen und in welcher Beziehung Sie zu der Welt stehen. Mit einem erwachsenen Ego werden Sie sich der Veränderung nicht länger widersetzen, und die Heilungskrise verläuft schnell und sanft.

Kind — Gefahr

~~jung~~ Pubertät — nicht gut genug

jung erwachsen — nicht schnell genug

erwachsen — ich bin genug

Teil II
Universelle Prinzipien

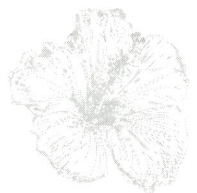

Kausalität der Zukunft

Vieles, das wir heilen wollen, hängt vielmehr mit der Zukunft als mit der Vergangenheit zusammen. Wenn jemand zum Beispiel voller Angst ist, erschafft er eine traumatische Zukunft und tritt emotional in sie ein. Um mit der Angst umgehen zu können, muss man die Zukunft verändern. Es gibt stets sehr viele Zukunftsmöglichkeiten – und, wie Sie bereits wissen, jene, denen wir die meiste Aufmerksamkeit schenken, treffen ein, denn die Energie folgt der Aufmerksamkeit. Es ist daher wichtig, achtsam zu sein und seine Aufmerksamkeit auf harmonische und glückliche Erlebnisse in der Zukunft zu richten. Wenn jemand zum Beispiel eine ernsthafte Krankheit hat, und der Arzt sagt ihm, dass sein Zustand sich verschlechtern und er sterben wird, fokussiert sich der Patient auf eine negative Zukunft, erfährt große Angst und macht dadurch die Zukunft wahr – denn die Angst hat eine große Kraft. Er sollte sich stattdessen lieber dafür entscheiden, sich eine positive Zukunft zu erschaffen, in der er geheilt wird, und seine Aufmerksamkeit darauf richten. Das wird ein Gefühl des Vertrauens und der Motivation erschaffen, das ihn zur Heilung führen wird, denn erinnern Sie sich immer wieder daran: Es gibt immer mehrere Zukunftsmöglichkeiten – eine, in der Sie krank sind, eine in der Sie geheilt sind ... – und nur Sie allein wählen, in welcher Sie leben werden. Durch Ihre Aufmerksamkeit! Womit Sie sich real und vor allem auch geistig beschäftigen, das wird eintreten. Noch einmal, weil es so wichtig ist: Das, was Sie heute denken, werden Sie morgen erleben. Das ist ein Gesetz.

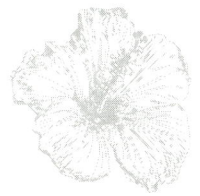

Herausforderung versus Kampf

Die Herausforderung macht Sie stärker und vollkommener, der Kampf raubt Ihnen Kraft und Energie. Um in der Lage zu sein, zwischen beiden zu unterscheiden, müssen wir die Freude verstehen.

Für viele Menschen ist Vorfreude und Freude so ziemlich dasselbe. In der Tat sind sie aber Gegensätze, denn die Freude kommt mit der stillen Zufriedenheit, nachdem wir unsere Ziele erreicht haben. Die Vorfreude dagegen kommt mit dem neuen Enthusiasmus, mit dem wir neue Ziele verfolgen. Die Freude kommt, wenn unser äußerer Erfolg nach innen sickert, um für den, der wir sind, eine Bedeutung zu haben. Vorfreude beginnt

67

im Gegensatz dazu im Inneren und sprudelt nach außen, um unsere äußere Wirklichkeit zu verändern. Die Freude kommt mit der Sicherheit, in der Liebe sprießen kann. Vorfreude dagegen kommt mit der Herausforderung, in der Liebe erblühen kann. Die Freude kommt mit dem Ende des Chaos, während Vorfreude aus dem Chaos gedeiht. Die meisten Menschen lernen erst, Freude zu empfinden, wenn sie Traurigkeit gefühlt haben; sie betrachten sie als Gegensätze. Aber es geht auch viel einfacher, wie Sie gerade gesehen haben: Die Gegensätze müssen nicht positiv und negativ sein, denn anstatt die Traurigkeit zu kennen, um zu wissen, was Freude ist, können Sie auch sagen: "Ich kenne die Freude, weil ich die Vorfreude kenne!"

Wie hängen nun Freude und Vorfreude mit Kampf und Herausforderung zusammen? Nun, die Vorfreude kommt mit der süßen Herausforderung, die unsere Stärke vergrößert und uns wachsen lässt. Wenn jemand zum Beispiel surfen geht, dann sucht er sich nicht die leichteste Welle aus, auch nicht unbedingt die schwierigste, sondern jene, die ihn herausfordert und seine Fähigkeiten ein bisschen weiter ausbaut – und er empfindet Vorfreude dabei. Um Vorfreude in unserem Leben zu haben, müssen wir also unsere Stärken finden, denn dann bescheren uns die Herausforderungen Vorfreude. Ohne Stärke werden die Herausforderungen zum Kampf, und wir genießen das Leben nicht. Und der einzige Weg, wie wir unsere Stärken finden können, ist, unseren Herausforderungen zu begegnen. Sie können zunächst angsteinflößend sein, aber wenn jemand sich davor drückt und Selbstmitleid benutzt, um Verantwortung zu vermeiden, wird er niemals Stärke finden, und so wird das Leben immer angsteinflößend sein. Niemand wird seine Stärke finden und das Leben genießen, bis er sich dafür entscheidet, der Herausforderung zu begegnen, um sie dafür zu nutzen, stärker zu werden. Wenn wir dann erfolgreich die ersten Schritte auf unserem Weg gehen, erfüllt uns das schließlich mit echter Freude.

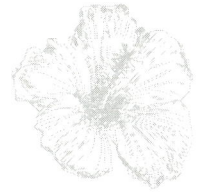

Dankbarkeit

Dankbarkeit ist eine kraftvolle Resonanz, die immer mehr anzieht – es ist eine der stärksten Kräfte bei der Manifestationsarbeit. Dankbarkeit ist dabei nichts, was die Götter von uns erwarten, es ist vielmehr etwas, das uns gegeben wird, um es uns zunutze zu machen. Dankbarkeit besitzt eine kraftvolle Magie – vorausgesetzt wir erlernen die wahre Wertschätzung, die immer mehr anzieht.

Wenn Sie das Gefühl haben, dass Ihnen Dankbarkeit fehlt, können Sie einfach darum bitten. Erkennen Sie, dass sie ein wichtiges Werkzeug ist, das Ihnen zur Verfügung steht – Sie müssen es nur richtig anwenden. Wenn Sie beispielsweise das

Gefühl haben, dass man Ihnen übel mitgespielt hat und dass die Welt Ihnen etwas schuldet, kann diese Haltung nichts Positives anziehen. Wenn Sie ein reicheres Leben haben möchten, sollten Sie sich selbst genug wertschätzen – und empfinden Sie Dankbarkeit, denn das ist die Energie, die Sie brauchen, bevor Sie alle anderen guten Dinge anziehen können. Wenn Sie Heilung brauchen, seien Sie nicht aufgebracht wegen Ihrer Lebensumstände. Seien Sie stattdessen dankbar für die Heilung, die greifbar ist, und für die Tatsache, dass das Universum einen Weg anbietet, Sie aus dem Schlamassel herauszuführen, in den Sie sich selbst gebracht haben. Bitten Sie um die Energie der Dankbarkeit. Sie wird Wunder in Ihrem Leben vollbringen!

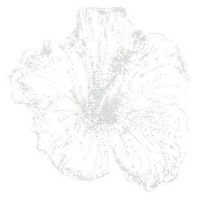

Bitte – und es wird dir gegeben!

Das ist ein kraftvolles Gesetz, aber nur wenige wissen, was es wirklich bedeutet. Sie haben wahrscheinlich schon bemerkt, dass Sie nicht alles bekommen, worum Sie bitten. Warum? Weil die Art der Fragen, die Sie stellen, darüber bestimmt, was Sie vom Leben erhalten. Wenn zum Beispiel etwas Schlimmes in Ihrem Leben passiert, und Sie fragen "Wieso passiert mir das?", ist das nicht die Art von Frage, die nach einer positiven Zukunft Ausschau hält. Was Sie eigentlich mit dieser Frage suchen, ist der Grund, wieso Ihnen schlimme Dinge zustoßen – und dadurch wird Ihr Verstand genau das erschaffen. Sie könnten eine Antwort wie "Ich verdiene es" erhalten, und mit dieser Antwort werden Sie noch mehr schlimme Dinge in Ihrem Leben manifestieren. Wenn Sie stattdessen ein positives Ergebnis haben möchten, müssen Sie stärkende Fragen stellen, die es Ihrem Verstand ermöglichen, Ihnen eine positive Richtung zu zeigen, zum Beispiel: "Wie kann ich dies zu meinem Vorteil wenden?" Oder: "Welche Stärke kann ich daraus gewinnen?" Ihr Mind wird versuchen, Ihnen die Antworten zu geben – vielleicht nicht sofort, aber Antworten werden nach und nach kommen und die Art, wie Sie Ihr Leben führen, beeinflussen.

Sie sollten deswegen Ihre Fragen sorgfältig beobachten und sich selbst darin üben, kräftigende Fragen zu stellen. Wenn Sie zum Beispiel in Ihrem Heilungsprozess nicht den Durchbruch erreichen, den ein anderer erlangt, könnten Sie fragen: "Welche Eigenschaft kann ich von dieser Person lernen, die mir dieselben Ergebnisse beschert?" *Nicht* fragen sollten Sie: "Wieso bekomme ich keine Ergebnisse?" Der Trick ist, darauf zu achten, dass Sie nach dem Weg in die positivste Zukunft fragen.

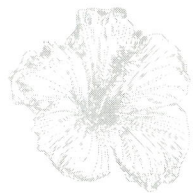

Das Mysterium

Das Mysterium ist das Gedächtnis Gottes/der Göttin/von Allem-was-Ist. Es beinhaltet das Wissen von allem, was in allen Dimensionen war und was sein wird. Wenn wir uns ihm nähern und es uns berührt, kann es uns mit viel Kraft und mit Erleuchtung verbinden. Es gibt drei geheimnisvolle Kugeln, die uns zur Grenze bringen können, und jede dieser Kugeln hat drei Aspekte.

Die erste Kugel ist ein alles umfassender Wirbel. Er steht auch für das Sein vor dem Anfang. Stellen Sie sich vor, dass dieses subtile Mysterium, das allumfassend ist und "Sein vor dem Anfang" bedeutet, sich in einem Wirbel dreht.

Die zweite geheimnisvolle Kugel ist endlose Tätigkeit, es ist die Essenz des Anfangens vor dem Anfang und die Einheit der endlosen Tätigkeit mit dem Anfangen vor dem Anfang. Es gibt noch nichts, das tätig ist, wir erkennen hier pure Tätigkeit.

Die dritte geheimnisvolle Kugel ist ein unaufhörlicher Ausdruck von Potenzial. Es ist die Essenz der Möglichkeit, bevor irgendetwas möglich ist, und die Einheit des unaufhörlichen Ausdrucks von Potenzial mit der Essenz der Möglichkeit, bevor sie möglich wird.

Wenn Sie sich diese drei geheimnisvollen Kugeln ansehen, können Sie zulassen, dass das Mysterium Sie berührt. Stellen Sie sich den Wirbel vor, der sich jenseits von Zeit und Raum dreht, und erkennen Sie das Potenzial, die Möglichkeit, die Tätigkeit und das Sein. Alles wird aus diesem Mysterium heraus als eine Bewegung innerhalb des Mysteriums erschaffen. Alles beginnt als ein kleiner Wirbel.

"Der Schöpfer erhält seine Schöpfung als einen sich langsam bewegenden Wirbel aufrecht." Das erste Licht, das aus diesem Wirbel kommt, kreist durch alle Dimensionen, und während sich das Bewusstsein weiterentwickelt, erhöht es die Frequenz der Drehung, um andere wundersame Effekte jenseits der Schöpfung zu bewirken. Dieses wirbelnde, in eine höhere Schwingung erhobene Licht ermöglicht die fortgeschrittenen Übertragungen, die für Heilung und Entwicklung gegeben werden, wobei jede Übertragung einem Aufstieg im Lichtwirbel der Schöpfung gleichkommt.

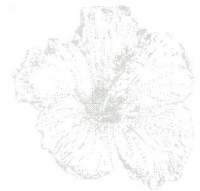

Die Übertragungen

Eine Übertragung dient dazu, Sie auf eine universelle Kraft einzustimmen – all diese Kräfte sind Ihr Geburtsrecht, sie sind für jeden verfügbar. Es sind jedoch Kräfte, die Sie vergessen haben und an die Sie sich erst wieder erinnern müssen. Sie sind in der Lage, sich für jede Kraft im Universum als Medium zur Verfügung zu stellen, solange Sie ein Gefühl für diese Kraft haben. Wenn ich Sie zum Beispiel darum bitte, die Farbe Rot zu visualisieren und Sie haben nie zuvor etwas Rotes gesehen, können Sie sie nicht visualisieren. Deswegen muss ich Ihnen die Farbe zeigen – und sobald Sie sie kennen, können Sie sie jederzeit visualisieren.

Einige Lehrer lassen zu, dass ihre Schüler den irrtümlichen Glauben entwickeln, dass ihnen Kraft gegeben wird, und dieser Glaube bringt sie dazu, die eigene Kraft dem Lehrer zu geben. Diese Schwäche kann bei der Irisdiagnose sogar als eine Wunde in der Zirbeldrüse gesehen werden. Die Wahrheit ist, dass Sie den Zugang zu jeder Kraft im Universum haben, Sie müssen nur ein Gefühl dafür bekommen.

Übertragungen sind nicht der einzige Weg, um eine Verbindung dazu aufzubauen, aber sie machen es sicherlich einfacher. Die nachstehenden Beschreibungen werden Ihnen helfen, ein Gefühl für einige Kräfte zu bekommen, damit Sie in der Lage sind, sich in sie einzustimmen und sie zu channeln. Das wird seine Wirkung zeigen, egal ob Sie für die Übertragungen offen sind oder nicht.

Der göttliche Fingerabdruck

Die Übertragung des göttlichen Fingerabdrucks ist sowohl eine irdische als auch eine engelhafte Energie. Ihr persönlicher Engel trägt den göttlichen Fingerabdruck, zu dem Sie sich entwickeln. Er enthält das Gedächtnis Ihres wahren Willens, Ihrer Individualität, Ihrer persönlichen Kraft und den Plan für einen gesunden physischen Körper. Der individuelle Wille steht in enger Verbindung zur Sexualität, denn es ist das Erwachen des sexuellen Drangs in der Pubertät, der einem zuerst ein Gefühl für den eigenen Willen gibt, der vom Willen der Eltern losgelöst ist. Deswegen ist es für einen Pubertierenden wichtig zu

78

rebellieren. Wenn er in diesem Stadium zu kontrolliert ist, entwickelt er keinen starken Willen, und wenn der Wille schwach ist, wird man von jedem aus seinem Umfeld geprägt. Eine Person, die von anderen geprägt wird, wird aber die Integrität ihres eigenen Energiefeldes verlieren, und das kann viele Krankheiten verursachen. Wenn der Wille schwach ist, ist es leicht, beschämt zu werden. Wenn Sie kein Gefühl dafür haben, was für Sie als Individuum richtig ist, ist es leicht, Sie dazu zu bringen, sich schuldig zu fühlen, weil Sie nicht das tun, was man von Ihnen erwartet. Scham ist nicht nur ein psychologisches Problem, sondern auch ein metaphysisches, das Sie der Kraft berauben kann, damit angemessen umzugehen. Wenn eine Person einen schwachen Willen hat und beschämt ist, wird keine noch so intensive Beratung das verändern können. Doch der göttliche Fingerabdruck wird die Unversehrtheit des Energiefeldes der Person und ihren wahren Willen wiederherstellen und sie dazu befähigen, die Scham abzulegen.

Diese Energie ist daher eine ziemlich ursprüngliche, die ein Wesen von Grund auf formt – angefangen mit dem Instinkt des Selbsterhalts, der Sexualität und dem Willen. Traditionell steht sie mit den gehörnten Göttern in Verbindung, und durch die alten heidnischen Gebräuche, mit denen diese Götter gefeiert wurden, können Sie einen Eindruck von dieser Energie bekommen. Die normale religiöse Prägung würde sie als sehr entfernt von den Engelsgefilden betrachten, aber es ist die erste Engelsenergie. Indem man mit dieser Übertragung arbeitet oder die gehörnten Götter verehrt, wird man ein Gefühl für die göttliche Natur der Sexualität und des individuellen Willens bekommen. Das schafft ein gesundes Selbstbild.

Während der Heilung erinnert diese Übertragung den Körper daran, wie er gemeint ist. Sie erinnert die Person an ihren individuellen Willen, um den Einfluss der anderen abzuwerfen, um Scham aufzulösen und um das Immunsystem wiederherzustellen. Das Immunsystem steht in direkter Verbindung zum Lebenswillen. Viren haben einen unglaublichen Lebenswillen. Man fand heraus, dass, während Wissenschaftler versuchten, ein Antibiotikum herzustellen, um einen bestimmten Virus zu vernichten, derselbe Virus schon dabei war, eine Immunität gegen dieses Antibiotikum aufzubauen, bevor es überhaupt angewandt worden war. Das zeigt: Wenn der Lebenswille des Virus größer ist als der eigene, wird der Virus gewinnen.

Um sich in die Energie der ersten Engelenergie einzustimmen, die Ihren Lebenswillen stärkt, meditieren Sie auf Pan oder einen anderen gehörnten Gott, und fühlen Sie die göttliche Natur der Lebenskraft.

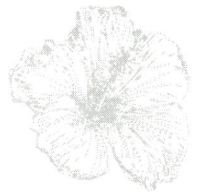

Omega

Omega steht für das Ende. Das ist die Energie vom Ende des Universums, wenn die gesamte Illusion in das Eine aufgelöst wird. Sie steht in Verbindung mit der hinduistischen Göttin Kali.

Kali ist grundsätzlich der schnellste Weg zur Erleuchtung, denn sie löst die Illusion und das negative Ego auf und führt einen auf kürzestem Weg zur Wahrheit. Die Balance zwischen dieser Energie und dem Willen, unsere eigene Individualität auszudrücken, ermöglicht es uns, die Illusion zu meistern, damit wir das Leben unserer Träume erschaffen können, ohne zu vergessen, wer wir wirklich sind, und ohne uns zu sehr mit der Illusion zu identifizieren. Diese Energie kann genutzt werden, um alles aufzulösen, was wir nicht wollen. Sie wird beispielsweise die Energiebänder trennen, die sich zwischen uns und anderen Menschen bilden, die unsere Energie rauben. Sie wird karmisches Gewebe, negative Gedankenformen, negative Wesenheiten und Parasiten auflösen. Wenn man diese Energie channelt, fließt die Kraft Kalis durch einen.

Um diese Energie kennenzulernen, müssen Sie auf Kali meditieren, wobei die traditionellen Pujas und Mantren helfen. Um diese Kraft vollkommen und ohne Übertragung zu erlangen, kann auch die Parascharana-Disziplin benutzt werden, die 100.000 Wiederholungen jeder Silbe des Mantras ohne "Om" erfordert. Das einfache Kali-Mantra lautet: "Om klim Kalika yai namaha." Es könnte zum Beispiel 800.000-mal über einen gewissen Zeitraum wiederholt werden. Sie könnten 4.000 Wiederholungen pro Tag an 200 Tagen durchführen und dabei eine Kali-Abbildung betrachten. Das wird die Kraft Kalis in Ihnen aufbauen und Sie dabei sehr schnell durch all Ihr Karma führen. Wenn Sie diese Energie während der Heilung channeln, wird sie eine umfangreiche Transformation bewirken und wahrscheinlich eine große Heilungskrise hervorrufen.

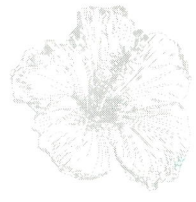

Sich für Wunder öffnen

Eine heilende Energie wird erzeugt, wenn das wirbelnde Licht der Schöpfung seine Schwingung erhöht. Sie führt einen an den Ort jenseits der Glaubenssätze, die uns begrenzen, zum puren Bewusstsein, das diese Glaubenssätze erst erschaffen hat.

Wir erschaffen Glaubenssätze von unterschiedlicher Tiefe. Die oberflächlichen können wir über Meditation erreichen: beispielsweise Glaubenssätze darüber, welchen Erfolg oder wie viel Liebe wir haben können. Es gibt jedoch noch viel tiefgreifendere Glaubenssätze, die sich im kollektiven Unbewussten befinden, bevor wir überhaupt zu Individuen werden. Das sind die Glaubenssätze des Konsens, die der Welt Grenzen setzen, wie zum

Beispiel unser Glaube an die Schwerkraft oder an die Dichte der Dinge. Naturgemäß existieren diese Konsens-Gedanken, damit das Leben auf eine geregelte Art stattfinden kann; wenn wir in der Lage wären, tiefer in unsere Glaubenssätze zu gehen und diese Konsens-Gedanken aufzulösen, könnten wir der Schwerkraft widerstehen und durch Wände gehen. Am Ende ist alles nur eine Frage des Glaubens. Um uns für Wunder zu öffnen, müssen wir nur die tieferen Glaubenssätze auflösen.

Die Übertragung "Öffnung für Wunder" ist ein Licht, das unser Bewusstsein vertieft, so dass wir beginnen können, selbst tiefe Glaubenssätze aufzulösen. Sie steht in Verbindung zu Isis und wird durch das Ankh symbolisiert. Das Ankh ist ein Symbol, das die Meisterschaft des Geistes über die Materie darstellt: Der Kreis steht für den Geist, das Kreuz darunter steht für die Materie. Das Licht ermöglicht es uns, die physische Illusion zu meistern. Deswegen ist es die Energie, die notwendig ist, um mit Magie zu arbeiten. Um sich auf diese Energie einzustimmen, muss man Isis anrufen und auf das Ankh meditieren. Dann meditieren Sie auf das Mysterium und auf das wirbelnde Licht, das sich von ihm erhebt. Während Sie zu Isis beten und um Wunder bitten, sehen Sie, wie das Licht schneller wirbelt. Nehmen Sie sich Zeit, ein Gefühl für diese Energie zu bekommen.

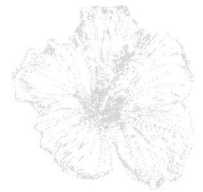

Höhere Führung

Wenn das Licht zunimmt, wirbelt es eine Stufe höher und verbindet uns mit unserem Höheren Selbst. Wenn Sie sich für Ihr Höheres Selbst öffnen, öffnet dieses Licht Sie nicht nur für höhere Führung, sondern auch für göttlichen Segen. Und wenn Sie fortfahren, dieses Licht in sich wachsen zu lassen, hält es Sie mit der Führung Ihres Höheren Selbst in Verbindung und bringt zugleich viel Segen, Freude und Reichtum in Ihr Leben.

Um sich in diese Energie einzustimmen, meditieren Sie auf das Mysterium, und sehen Sie, wie das Licht zunimmt und immer höher wirbelt. Nehmen Sie sich viel Zeit, um ein Gefühl für diese Schwingung zu bekommen. Als Hilfestellung kann Ihnen dieses traditionelle Mantra dienen:

Arit parum jyoti.
Arit parum jyoti.
Tani parum karunai.
Arit parum jyoti.

Manifestation

Erhöhen Sie die Schwingung des Lichtes noch weiter, wird die Energie die Grenzen von Zeit und Raum verändern und anfangen, Portale zu höheren Dimensionen zu öffnen. Da ein Portal zwischen Zeit und Raum geöffnet wird, können uns unsere geistigen Helfer physische Geschenke machen. Während der Heilung fangen so kleine Gegenstände an, sich in unseren Händen zu manifestieren, wie Kristalle, Wurzeln, Amulette oder Talismane. Wie genau sie der Heilung dienen, ist uns nicht bekannt, aber das Mysterium zuzulassen, ist ein wichtiger magischer Schritt. Die Manifestationen sind ziemlich spontan und können nicht von uns kontrolliert werden. Es sind die spirituellen Führer und

Helfer des Patienten, die die Portale in unseren Händen benutzen, um uns ein Geschenk zu machen, das einen subtilen Einfluss auf die Heilung und die Entwicklung des Patienten haben wird. Diese Manifestationen zu erleben, ist sehr inspirierend.

Der Prozess der Manifestation wird von einem Engel namens Jamaerah gelenkt, der bei der Verwirklichung unserer Wünsche eine wichtige Rolle spielt. Die Kraft des Wunsches bringt das Licht auch dazu, einen Wirbel zu erschaffen, durch den unsere Wünsche in die Manifestation kommen können. Diese Übertragungsstufe macht es nicht nur einfacher, unsere Wünsche zu manifestieren, sie bringt diesen Prozess auch auf eine wundervollere Ebene. Es geht hierbei nicht nur darum, unsere Wünsche zu manifestieren, sondern auch darum, offener für den göttlichen Segen zu sein. Um sich dafür zu öffnen, muss man nur auf das kreisende Licht des Wirbels meditieren, das seine Schwingung erhöht, und den Engel Jamaerah anbeten.

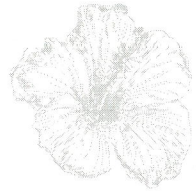

Krankheitsmuster, Dämonen und positive Archetypen

Die normalen spirituellen Erfahrungen, die einen für das Göttliche öffnen, können einen auch für negative Besetzungen empfänglich machen, wenn sie nicht auf eine heilige Art durchgeführt werden. Nahtoderfahrungen, Pflanzenzeremonien, intensive Gebete und kraftvolle sexuelle Erfahrungen können uns für das Göttliche öffnen. Eine Nahtoderfahrung, die traumatisch ist und von intensiven Emotionen begleitet wird, macht uns aber auch für Dämonen zugänglich. Selbst Freizeitdrogen wie Alkohol können uns für Besetzungen öffnen, denn eine emotionale Erfahrung, die so intensiv ist, dass sie den bewussten

Verstand ausschaltet, wird einen Spalt im Solarplexus erschaffen, durch den uns Dämonen einnehmen können. Jene, die sexuell sehr aktiv sind, ohne dabei Liebe zu empfinden oder ohne jegliches Gefühl für das, was heilig ist, neigen auch dazu, von dunklen Kräften angezapft zu werden. Und diese negativen Wesen fangen an, die Lebensenergie des Körpers aufzubrauchen, sobald sie den Körper besetzt haben. Dabei entstellen sie die normalen Energiemuster und erschaffen Krankheit – und sie können eine viel ernsthaftere Krankheit kreieren, als es emotionale Unterdrückung allein kann. Solche ernsthaften Krankheiten können nicht geheilt werden, wenn die Dämonen nicht vorher entfernt worden sind.

Multiple Sklerose kommt im Normalfall von einer längerfristigen Enttäuschung in der Liebe. Die Person hat den Schmerz möglicherweise über längere Zeit hinweg unterdrückt, so dass sie sich noch nicht einmal bewusst ist, wie viele Schmerzen sie hat. Während die Enttäuschung weitergeht, entwickelt sich ein tiefes Gefühl von Hoffnungslosigkeit, und der Selbstwert der Person geht verloren. Der Verlust von Hoffnung und Selbstachtung schafft ein großes Loch im Herzchakra, das das körperliche Zentrum der Lebenskraft ist. Das Wesen, das in das Herzchakra gelangt, wird nach und nach die Stärke der Person aufbrauchen, so dass sie, egal wie fit sie ist, schwach wird und ihre motorischen Fähigkeiten verliert. Bevor ich die Bedeutung der Wesenheiten entdeckte, war diese Krankheit für mich die schwierigste. Mit dem Auflösen des emotionalen Schmerzes der Hoffnungslosigkeit ist noch keine Heilung eingetreten. Die Person wurde zwar eine Zeit lang stärker, danach kam die Krankheit aber wieder zurück. Dann entdeckte ich die Wesenheit im

Herzchakra, die langsam die Lebensenergie aufbrauchte, und nachdem ich sie entfernt hatte, konnte die Krankheit dauerhaft geheilt werden.

Im Fall der Multiplen Sklerose wird die Öffnung zum Reich der Dämonen durch unterdrückte negative Glaubenssätze geschaffen. Möglicherweise ist die Person mit viel Leid aufgewachsen und erschuf Glaubenssätze darüber, dass das Leben ein schmerzerfüllter Kampf ist, und später versucht sie, diese Glaubenssätze beiseitezuschieben. Der Glaubenssatz wird dabei aber einfach nur immer tiefer in das Unbewusste verdrängt, bis er sich dort mit den negativen Archetypen verbindet. Da die tiefen Glaubenssätze die Überlebensinstinkte der Person beeinflussen, wird die Basis des Gehirns als Erstes von den negativen Wesenheiten eingenommen, und von da aus wird das Rückenmark beeinträchtigt. Um die Dämonen entfernen zu können, muss der Heiler eine starke Verbindung zu den positiven Archetypen haben, die er über spirituelle Praktiken entwickelt haben sollte. Der Prozess des Pointholdings löst Wesenheiten spontan auf, aber da diese Ebene des Bewusstseins auf magische Sprachen reagiert, helfen auch traditionelle Kraftworte und Mantras sehr.

Außer zum Entfernen von Wesenheiten können positive Archetypen auch noch anderweitig eingesetzt werden. Eine bestimmte archetypische Energie könnte im Bewusstsein einer Person fehlen, daher muss diese einberufen werden, um eine vollkommene Heilung zu bewirken.

Diese archetypischen Energien bilden die erste Schicht, durch die wir unsere Wirklichkeit erschaffen, bevor sie durch unsere Glaubenssätze gefiltert wird. Wenn eine Person beispielsweise ständig Misserfolg hat, können Apathie und Hoffnungslosigkeit die Milz, die Leber und die Gallenblase zerstören. Die Milz speichert Apathie, die Gallenblase hält das Thema des Misstrauens in das Leben fest und die Leber degeneriert, wenn wir nach einem Verlust oder Misserfolg nicht den Mut haben, wieder aufzustehen. Durch Therapie können wir Apathie und Hoffnungslosigkeit auflösen und den Glaubenssatz verändern, aber wenn die spirituelle Kraft, die Hindernisse überwindet, der Person fehlt, wird sie wieder versagen, und der negative Glaubenssatz wird wieder aufgebaut werden.

Auf Dauer können wir ohne die notwendige archetypische Energie keinen positiven Glaubenssatz erschaffen, da Glaubenssätze ganz einfach Filter sind, die uns den Zugang zu diesen Kräften verschaffen. Deswegen kann eine Person Jahre damit verbringen, eine positive Realität zu erschaffen – und immer noch scheitern. In diesem Fall kann die notwendige archetypische Energie durch den hinduistischen Gott Ganesha repräsentiert werden. In jeder Heilung gibt es eine Phase emotionaler Auflösung, wenn eine Person das Bewusstsein verliert, weil die tieferen unbewussten Ebenen des Mind neu geordnet werden. Zu diesem Zeitpunkt, wenn das Unbewusste "flüssig" ist, haben gesprochene und gesungene Mantras, die in das Organ gechantet werden, die tiefgreifendste Wirkung. Der Archetyp kann dann in das Bewusstsein integriert werden. Das bewirkt in der Folge zunächst eine Heilungskrise, da sich das Organ auf einer sehr tiefen Ebene neu organisiert.

Alte ägyptische Beschwörungsformeln können ebenfalls sehr effektiv sein und die fehlende archetypische Energie bringen, wenn sie zu diesem Zeitpunkt der Heilung benutzt werden. Dennoch ist das meiste ägyptische Wissen verloren gegangen,

Forscher haben nur Teile davon wiederentdeckt. Die meiste Zeit benutze ich daher das yogische System, da die hinduistische Magie ohne Unterbrechung fortgeführt worden ist und das System somit vollständig und leicht zugänglich ist. Einige davon will ich Ihnen im Folgenden vorstellen.

Die Fähigkeit einer Person, Reichtum anzusammeln, hängt zum Teil von ihrer Fähigkeit ab, sich vom Göttlichen nähren zu lassen. Wir alle haben von Natur aus ein göttliches Recht, die Dinge zu empfangen, die wir für unsere Freude am meisten brauchen – viele Menschen nehmen es allerdings nicht in Anspruch. Wenn die Basisbedürfnisse eines Menschen nicht befriedigt werden, wertschätzt er sich selbst weniger, verliert sein Vertrauen in das Göttliche und wird spirituell und emotional "trocken". Er kann auch ziemlich zynisch werden, was die Nieren schwächt. Man muss sehr viel Kraft aufbringen, um sich ein offenes Herz und eine positive Haltung zu bewahren, wenn grundlegende Bedürfnisse nicht befriedigt werden.

Die göttliche Kraft, die danach strebt, unsere Bedürfnisse zu erfüllen, wird als Lakshmi personifiziert. Während der Heilung können daher Lakshmi-Mantras in die Nieren gechantet werden. Ein Beispiel wäre das Kamadeva-Gayatri-Mantra:

Om Klim Kamadevaya Vidmahe
Pushpa-Banaya Dhimahi
Tanno Nangah Pracodayat

Als grundlegendes Überlebenswerkzeug besitzen wir alle die Fähigkeit, zu verführen und einen Liebhaber anzuziehen. Diese archetypische Energie kann als Kama personifiziert werden. Ihr

Fehlen führt zu Einsamkeit, sexueller Frustration und Gefühlen der Wertlosigkeit. Das wird die Genitalien beeinträchtigen, die Milz und die Thymusdrüse. Kama-Mantras und -Stotrams sollten in das Wurzelchakra gechantet werden, sobald die Gefühle der Einsamkeit und Wertlosigkeit aufgelöst worden sind.

Probleme mit dem Herzen sind das Ergebnis mangelnder Selbstliebe. Um sich selbst wirklich zu lieben, muss man einen Sinn für seine eigene Göttlichkeit entwickeln. Ohne diese Ahnung von dem Göttlichen in uns selbst kann man keine wirkliche Selbstliebe empfinden, nimmt deswegen leicht Schuld auf sich und vernachlässigt seine eigenen Bedürfnisse, um anderen zu dienen. Wenn wir durch meine Methoden das Herz heilen, macht der Patient im Normalfall eine tiefe spirituelle Erfahrung durch, so dass er eine Ahnung von seiner göttlichen Natur bekommt und eine Verbindung zu Gott spürt. Diese Erfahrung kann durch Krishna-Mantras und -Stotrams während der Heilung gefördert werden.

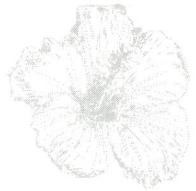

Der Schatten

Der Schatten ist nicht nur ein Raum im Unbewussten, sondern auch ein lebendes Wesen, das eine eigene Persönlichkeit zu haben scheint, die geboren wurde, als Sie geboren wurden, und die stirbt, wenn Sie sterben. Der Schatten erfüllt seinen Zweck, wenn er jeden Teil Ihres Selbst, den Sie verleugnen, als heilig ansieht. Er fällt kein Urteil von Gut und Böse, sondern hält an allem fest, was Sie an sich selbst ablehnen. Er kann sowohl positive als auch negative Eigenschaften festhalten, die Sie abgelehnt haben, und er versucht, Ihnen bewusst zu machen, was Ihnen fehlt, indem er es Ihnen von außen entgegenbringt. Deshalb kommt alles, was Sie an sich selbst ablehnen, von außen auf Sie zu. Wenn Sie Ihre Wut verleugnen, werden Sie von wütenden Menschen umgeben sein. Wenn Sie Ihre Kreativität ablehnen, werden Sie von kreativen Menschen umgeben sein. Das wird im Normalfall Neid hervorrufen – wann auch immer Sie also Neid fühlen, ist es eine Reflexion Ihres Licht-Schattens.

Um vollkommen zu sein, müssen Sie jeden Teil Ihres Selbst akzeptieren, ansonsten geht sehr viel von Ihrer Kraft verloren. Kraft an sich ist weder gut noch böse, sondern pur – und diese unverfälschte Kraft kann für das Gute oder für das Böse eingesetzt werden, das hängt von Ihrer Entscheidung ab. Um Ihre pure Kraft zu finden, müssen Sie sowohl Ihre lichtvolle als auch Ihre dunkle Seite akzeptieren und herausfinden, was beiden gemeinsam ist. Sie könnten zum Beispiel beobachten, dass Sie zu sehr intensiver Liebe und zu sehr intensivem Hass fähig sind. Ihre Kraft liegt in der Tiefe und Intensität Ihres Gefühls. Sobald diese Kraft erkannt wird, können Sie entscheiden, sie für das Gute einzusetzen. Wenn Sie wissen, dass Sie sowohl Gutes als auch Böses bewirken können, Sie sich aber dafür entscheiden, Gutes zu tun, dann ist das im Übrigen viel kraftvoller und ehrlicher als zu denken, dass Sie nicht dazu in der Lage wären, Böses zu tun.

Um Ihren Schatten zu umarmen und darüber Ihre gesamte Kraft zurückzugewinnen, sehen Sie sich die Menschen in Ihrem Umfeld an. Erstellen Sie eine Liste von jenen, die Sie hassen oder bewundern. Dann sehen Sie sich die Eigenschaften an, die Sie tatsächlich an ihnen hassen oder bewundern. Betrachten Sie auch, was Sie an Ihren Feinden ablehnen oder an Ihren Freunden bewundern. Urteilen Sie nicht, ob dies gut oder böse ist, sondern finden und definieren Sie exakt die Eigenschaft, die Ihnen auffällt – all das sind Sie beziehungsweise all diese Eigenschaften lieben oder hassen Sie an sich selbst. Die anderen sind immer nur Ihr Spiegel – aber alles im Außen sind Sie.

Viele Menschen des neuen Zeitalters, die sich selbst als Lichtarbeiter sehen, werden der Meinung sein, dass sie Feinde haben, die auf der dunklen Seite arbeiten. Anstatt zu erkennen, dass das Böse nur eine Seite der Medaille ist und uns hilft, uns selbst zu erkennen, leugnen sie alles, was scheinbar schlecht und dunkel ist – und leugnen damit die Hälfte ihres Selbst, was sie von der Vollkommenheit nur weiter entfernt. Meditieren Sie über den Satz eines großen Meisters: "Eure Schattenseiten sind Möglichkeiten!"

Sobald Sie also alle Eigenschaften erkannt haben, die Sie bewundern und die Sie hassen, sehen Sie sich an, was beiden gemeinsam ist. Nun müssen Sie nur noch erkennen, dass diese Qualitäten Ihre eigenen sind. Wenn Sie sich mehr Zeit nehmen, darüber nachzudenken, wird die Kraft zu Ihnen zurückkehren. Sie werden auch Veränderungen in den Menschen um sich herum beobachten, da jene, die Ihnen nahestehen, nicht länger Ihren Schatten tragen müssen.

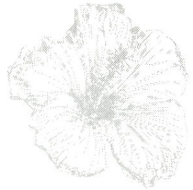

Kräuter

In unserer modernen Welt werden seltene, teure und exotische Heilmittel oft als wirkungsvoller angesehen, doch diese Haltung entfernt einen sogar von Gott/der Göttin/Allem-was-Ist, da der Ursprung unserer Heilung immer mehr von uns entfernt wird. Die weise Frau und der schlaue Mann wissen, dass die Göttin uns nahe ist und immer über uns wacht. Sie wissen deswegen, dass die Heilmittel, die sie brauchen, in ihrer Nähe wachsen. Daneben sollte man sich daran erinnern, dass die Dinge, die die Gesundheit aufrechterhalten, sie auch wiederherstellen. Wir werden deswegen keine gefährlichen Arzneimittel benutzen, die man nur im Krankheitsfall einnimmt. Die Pflanzen, die wir sammeln, nähren und stärken uns und liefern uns all die Nährstoffe, die wir brauchen, um die Gesundheit aufrechtzuerhalten. Sie können regelmäßig benutzt werden und nicht nur, wenn man krank ist.

Sie können Ihre Lieblingskräuter beispielsweise mit kochendem Wasser übergießen und eine Weile stehen lassen. Wenn der Aufguss abgekühlt ist, bewahren Sie ihn im Kühlschrank auf und trinken im Laufe des Tages davon. Man kann auch seine eigenen Tinkturen herstellen, indem man die frischen Kräuter zerstampft und sie zwei Monate lang in Wodka stehen lässt; danach siebt man die Flüssigkeit ab. Bedenken Sie auch, dass Ihre Einstellung während der Herstellung eine tiefe Auswirkung auf die Kraft des Heilmittels hat. Wenn Sie die Pflanze als einen Träger für göttlichen Segen sehen und sie liebevoll und dankbar verarbeiten, wird sie eine große Heilkraft besitzen. Sie können auch den Pflanzengeist bitten, Sie bei der Zubereitung eines Heiltees oder einer Tinktur zu unterstützen.

Hier sind ein paar allgemein bekannte Kräuter, die man regelmäßig einnehmen kann:

Löwenzahn stärkt die Leber. Die Blätter können frisch als Salat gegessen werden, die Wurzeln können geröstet und als Löwenzahn-Kaffee aufgekocht werden.

Große Klette ist eine andere Pflanze, die die Leber stärkt. Sie kann die Muskelkraft verbessern. Kochen Sie dafür die Wurzeln ab.

Kleearten nähren und stärken die Nieren. Die jungen Pflanzen können frisch gegessen werden. Man kann sie auch in einen Eintopf geben oder einen Aufguss daraus zubereiten.

Saat-Hafer nährt und stärkt das Nervensystem. Kochen Sie einen Aufguss aus den blühenden Enden.

Brennnessel unterstützt die Bildung von Blut und reinigt es. Junge Pflanzen können in die Suppe getan werden, ältere in Tee.

Vogelmiere ist gut für die Haut. Man kann sie essen, damit Tee kochen oder sie sogar ins Badewasser geben.

Fenchel nährt und stärkt die Nebennieren und verbessert im Allgemeinen die vitale Energie.

Teil III
Die Ebenen der Existenz

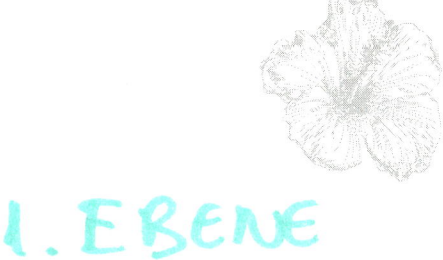

1. EBENE

Die physische Ebene

Jede Existenzebene, auf die wir gelangen, gibt uns eine größere Fähigkeit, zu heilen und unser Leben in den Griff zu bekommen. Die erste ist die physische Ebene. Ich werde nicht viel darüber sagen, da sie uns bekannt ist. Um weiterzukommen, müssen wir sie lieben und in Harmonie mit der Erde sein – denn wenn wir ein Problem mit irgendeiner Ebene haben, hindert uns dies daran, uns weiterzuentwickeln. Also fangen wir damit an, die Erde, die Natur und die physische Existenz zu lieben. Wenn wir das tun, öffnet sich unser Wurzelchakra, und Vitalität fließt aus der Erde durch uns hindurch. Das ist die erste Kraftebene, die wir entwickeln. Unsere erste Lektion auf dieser Erde ist es also zu wissen, dass wir hier sind, um das Leben vollkommen und mit allen Sinnen zu genießen und die Freude zu vermehren, indem wir unsere Lebenskraft ausbauen. Wenn wir dann unser Herz für die Natur öffnen, empfangen wir mehr von dieser Lebenskraft und genießen eine liebevolle Verbindung zu allem Leben.

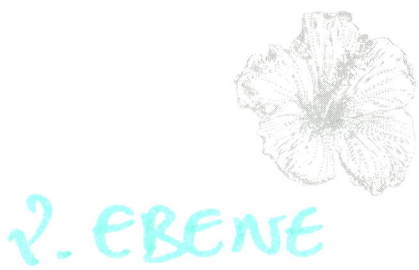

2. EBENE

Die Unterwelt

Die zweite Ebene, die die physische umgibt, ist die Unterwelt. Sie ist nicht wirklich unter der Erde, das ist nur ein Bild dafür, wie wir sie betreten. Sie ist das Reich der Vorfahren und der Tiergeister. Wenn jemand mit seinen Vorfahren oder mit seiner Tiernatur nicht ausgesöhnt ist, werden sie ihn daran hindern weiterzugehen. Auf dieser Ebene bewegen wir uns von einer Welt, die auf physischen Gesetzen beruht, in eine Welt, die auf Kraft aufbaut, die von Energie und Bewusstsein gelenkt wird. Das gibt uns eine größere Kontrolle über die Welt, weil wir nun von den inneren Ursachen der Dinge her handeln und deswegen die Kontrolle auf einer Ebene vor der Manifestation übernehmen.

Das bringt uns einen großen Vorteil gegenüber jenen, die nur von der physischen Ebene aus handeln.

Wir lernen auch, unsere Vorfahren und die Tiergeister um Unterstützung zu bitten, was uns auf mehreren Ebenen Kraft gibt: Die Schlangen bringen uns bei zu transformieren; die Katzen lehren uns den Fokus und den klaren Willen, Hindernisse zu überwinden und unseren Willen durchzusetzen; die Adler helfen uns, hoch zu fliegen und zu transzendieren. Die wichtigste Erkenntnis aller Helfer hier lautet aber: Kraft ist nur eine Illusion. Wir brauchen nicht viel Kraft, um unser Leben zu verändern, denn wenn wir in unserer Mitte sind, erschaffen wir alles einfach durch unsere Wahl.

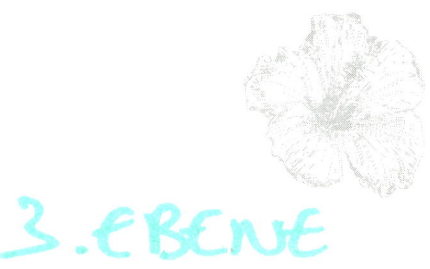

3. EBENE

Die Oberwelt

Die dritte Ebene wird Oberwelt genannt, ein lichtvolles Reich, das in verschiedene Schichten unterteilt ist. Zunächst gibt es die kausale Ebene. Das ist eine Art Punkt auf der Hälfte der Strecke in die Manifestation, an dem wir anhalten und uns alle Möglichkeiten ansehen, bevor wir eine Entscheidung treffen, die wir in die Unterwelt als Möglichkeit und dann in die physische Ebene als Tatsache bringen werden. Das ist der Ort, an dem wir am leichtesten Manifestationsarbeit leisten können. Dann haben wir die Ebene der Egregoren, die den Anfang der mentalen Ebene kennzeichnet und die Gedächtnisse aller Gruppen beinhaltet, die eine ähnliche Arbeit vor uns getan haben. Das ist ein Ort, an dem wir noch mehr Kraft aus der Seelengruppe unserer Tradition beziehen können. Die höchste Ebene der Oberwelt ist der Ort der Heiligen und Meister. Darüber befinden sich die Ebenen der Engel und schließlich die der Erzengel. Auf dieser Ebene bewegen wir uns von der Kreation zur Kokreation: Anstatt unsere eigene Wirklichkeit mit unserer persönlichen Kraft zu erschaffen, werden wir mehr, indem wir uns mit höheren Kräften verbinden, die mit unserem wahren Willen in Einklang stehen.

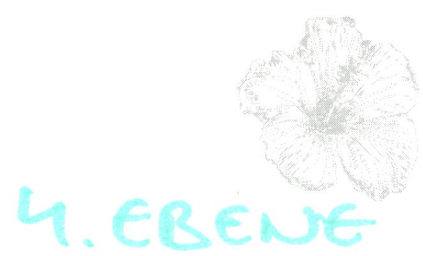

4. EBENE

Die Akasha-Ebene

Die vierte Ebene ist die Leere oder die Akasha-Ebene. Diese Ebene ist wieder dunkel. Sie scheint völlig leer zu sein, ist aber mit purem Potenzial gefüllt. Um mit diesem Reich in Frieden zu sein, müssen wir jegliche Identität loslassen und Leere erfahren – und wenn wir die Leere umarmen, gibt uns das eine größere Kontrolle über die Elemente. Die Leere ist unendlich, und wir können für immer darin aufsteigen, aber wir sollten uns bemühen, Hingabe zu entwickeln, um den Durchbruch in das nächste Reich zu schaffen.

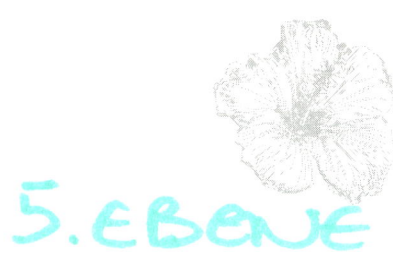

5. EBENE

Die Ebene der Götter

Die fünfte Ebene ist die Ebene der Götter. Während wir im unendlichen Frieden und in der Glückseligkeit der Leere emporsteigen, konzentrieren wir uns auf die Demut; sie bringt uns zu den Göttern und Göttinnen. Alle Gottheiten, denen gegenüber wir uns demütig gezeigt haben, werden uns auf dieser Ebene unterstützen. Wir haben uns nun jenseits des persönlichen Symbolismus zu den universellen Sprachen hinbewegt, jenseits des persönlichen Unbewussten zu dem kollektiven Unbewussten. Während unsere Magie davor sehr persönlich war, weil wir unsere Beziehung zu den eigenen unbewussten Kräften finden mussten, ist sie auf dieser Ebene nicht länger individuell. Wir müssen den alten Riten sehr genau folgen. Die magischen Sprachen, die ein Teil der alten Rituale sind, haben eine universelle Auswirkung auf alle Menschen. Die Verbindung zu den Göttern und Göttinnen kann unsere höheren Kräfte freisetzen, und die Entwicklung dieser Kräfte hängt dann mit unserem Verstehen und der Anwendung der nächsten Ebene zusammen, mit den universellen Gesetzen.

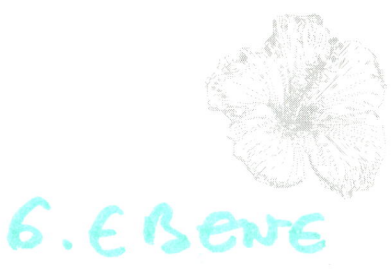

Die Ebene der universellen Gesetze

Die vorhergehenden Ebenen waren abwechselnd dunkel und hell. Die Ebene der universellen Gesetze nun ist gelatineartig und besteht aus Schichten mit unterschiedlichen Farben, die mit der Farbe Rosa enden, die für das Gesetz des Mitgefühls steht. Diese Gesetze sind oft missverstanden worden, weil Menschen in begrenzenden religiösen Gesetzen und falschen Interpretationen von Karma gefangen sind. Deswegen möchte ich versuchen, sie kurz zu erklären.

Das erste Gesetz ist das *Gesetz der Aufmerksamkeit*. Alles innerhalb der Schöpfung existiert zunächst als Gedankenform. Um wachsen und sich manifestieren zu können, muss sie genährt werden, und die Nahrung, die eine Gedankenform benötigt, ist Aufmerksamkeit: Man nährt immer das, wohin man seine Aufmerksamkeit gibt. Deswegen ist es so wichtig, sich darauf zu konzentrieren, was man erschaffen möchte – und nicht auf die Probleme. Wenn Sie Ihre Probleme ignorieren, werden diese sich trotzdem nicht einfach auflösen, da sie einen Weg finden werden, Ihre Aufmerksamkeit auf sich zu lenken und genährt zu werden. Sie müssen sie daher bewusst loslassen und die Energie in die Zukunft lenken, die Sie erschaffen möchten. Deswegen ist es so wirkungsvoll, sich in Selbstreflexion zu üben und die Zukunft zu jäten und zu pflegen.

Die Übung ist ganz einfach und besteht aus vier Teilen: Aufmerksamkeit, Absicht, Handlung und Bild. Wann auch immer Sie eine Situation verändern möchten, fangen Sie damit an zu beobachten, was in diesem Fall die meiste Aufmerksamkeit auf sich zieht. Dann erkennen Sie, dass Sie die Sache durch Ihre Aufmerksamkeit nähren. Gestehen Sie sich den Grund ein, warum Sie möchten, dass sie wächst. Im Normalfall wird die wahre Absicht durch Ihr Handeln offenbart. Was tun Sie, wenn Ihre Aufmerksamkeit bei dieser Sache ist? Was sagt das schließlich darüber aus, wer Sie sind? Um etwas zu verändern, fangen Sie damit an, die tiefere Absicht zu sehen, die hinter der Absicht steckt, die Sie gerade entdeckt haben. Indem Sie Schicht für Schicht tiefer gehen, erkennen Sie die positive Absicht auf der untersten Stufe. Daraus entsteht ein neues Bild und dadurch eine nachhaltige und fundamentale Veränderung.

Das zweite Gesetz ist das *Gesetz der Emotion.* Emotionen geben unseren Gedanken Kraft, damit sie sich tatsächlich manifestieren können. Ohne Gefühl gibt es keine Kraft. Gefühle wie Liebe und Freude haben dabei eine höhere Schwingung und die größte kreative Kraft. Doch alle Gefühle müssen akzeptiert werden, oder aber wir fangen an, zu vertrocknen und zu sterben. Es ist nicht möglich, unsere höchsten Gefühle zu fühlen, wenn wir unsere dunkelsten Gefühle leugnen. Nur wenn wir alle Gefühle willkommen heißen – auch Hass, Trauer, Angst, Wut, Verzweiflung –, erhöhen wir unsere Schwingung, so dass wir mehr von den positiven Gefühlen erkennen können. Es ist wichtig, ein intensives Verlangen nach seinem Ziel zu spüren und gleichzeitig den Wunsch, in Frieden zu sein, zu pflegen. Dann entwickelt sich die Fantasie – und Magie findet statt.

Das dritte Gesetz ist das *Gesetz des Gebens und des Empfangens,* das auf vielen unterschiedlichen Ebenen interpretiert werden kann. Bei der Erschaffung der Realität ist es vor allem wichtig, diese auch zu empfangen: Es ist wichtig, nach jeder Visualisierung einen Moment innezuhalten und die Welle zu empfangen, die aus der Zukunft kommt. Diese Welle wird das Gefühl mit sich bringen, wie es sein wird, wenn der Erfolg eingetroffen ist. Wichtig ist auch: Es reicht nicht aus, Erfolg zu erschaffen, wenn man ihn nicht auch gleichzeitig empfängt. Doch oft widersetzt sich hier das Ego, weil es Dankbarkeit als Schwäche betrachtet. Dankbarkeit ist aber eine der kraftvollsten Energien, sie zieht das Gewünschte in die Realität. Die Götter erwarten keine Dankbarkeit von uns, sie ist vielmehr ein Geschenk, das sie uns geben – zu unserem Nutzen und nicht zu ihrem.

Das vierte Gesetz ist das *Gesetz des Schattens.* Alles innerhalb der Schöpfung hat einen Gegensatz, was die Reflexion möglich macht, die eine wichtige Eigenschaft des Bewusstseins ist. Das heißt: Wir kennen etwas nur, indem wir auch dessen Gegenteil kennen. Sobald etwas aus der Quelle heraus geschaffen wird, wird auch dessen Gegenteil erschaffen. Nur im wahren Bewusstsein, in dem alles eins ist, erfahren wir eine Kraft, die nicht differenziert ist. Wenn wir die Ganzheit zulassen, das heißt, wenn wir unsere dunkelste und unsere lichtvollste Seite annehmen, fangen wir an, diese vollkommene Kraft zu verstehen, die im Zentrum unseres Seins ist. So kann man zum Beispiel herausfinden, dass man zu intensiver Liebe und zu intensivem Hass fähig ist. Die pure Kraft hinter den beiden ist Intensität. Wenn man Herr dieser Intensität wird, findet man heraus, dass man die Wahl hat, in welche Richtung man sie einsetzt. Zu wissen, dass man Böses tun kann, aber sich dafür zu entscheiden, Gutes zu tun, ist eine viel stärkere Position, als vorzugeben, dass man nicht zu Bösem fähig sei. Genauso bedeutet es nicht, dass wir in unserem Leben Elend erleiden müssen, sondern wir müssen nur wissen, dass es existiert, um zu wissen, was Freude ist.

Dabei ist allerdings ein Fehler zu vermeiden: Zunächst müssen wir uns an das Gesetz des Bindens erinnern, das mit dem Gesetz des Schattens zusammenwirkt. Das heißt: Sobald wir einer Sache eine klare Grenze setzen, ist sie gebunden und so auch ihr Gegenteil. Das heißt, dass die Sache, die wir begrenzt haben, sich schnell in unserem Leben manifestieren kann, während das Gegenteil außerhalb unserer Realität gebunden ist. Wenn man zum Beispiel einfach nur Reichtum aktiviert, wird die Armut auch schnell folgen. Aber wenn man eine bestimmte Geldsumme manifestieren möchte, wird dies ohne eine gegenteilige Reaktion stattfinden, wenn das anvisierte Ziel nicht zu

weit von unserem Status quo, von unserem jetzigen Wohlstands-
level entfernt ist. Man erreicht den Wohlstand so Schritt für
Schritt und mit Leichtigkeit.

Das fünfte Gesetz ist das *Gesetz der Resonanz.* Wann immer
zwei Wellen zusammentreffen, erschaffen sie eine dritte, die viel
kraftvoller ist als die beiden ersten. Das verändert die ursprüng-
lichen Wellen. Da wir in einem Universum aus Energien leben,
stehen wir immer unter dem Einfluss der Resonanz, der viel stärker ist als der mechanische Einfluss, der Auswirkung genannt
wird; eine Auswirkung wäre beispielsweise das Aufeinanderpral-
len zweier Billardkugeln. Doch jede Ursache im Universum ist
letztendlich resonant, das heißt, dass man durch das verändert
wird, auf was man sich konzentriert. Um einen Vorteil aus diesem Gesetz zu ziehen, müssen wir vielmehr empfänglich sein,
als zu versuchen, Dinge zu erzwingen. Je mehr man es sich selbst
erlaubt, empfänglich zu sein, umso leichter kann die Realität
sich manifestieren. Bedenken Sie, dass genau in diesem Augenblick der Raum, in dem Sie sich befinden, von all der Liebe erfüllt
ist, die die Göttin für Sie hat, und all der Liebe, die Ihr Höheres
Selbst für Sie hat. Ihre Resonanz entscheidet darüber, wie viel
von dieser Liebe Sie fühlen können. Sie können die Göttin nicht
zwingen, Sie mehr zu lieben, denn sie liebt Sie schon vollkommen. Aber wenn Sie Ihre Resonanz verändern, verändern Sie
auch das, was Sie empfangen können. Empfänglichkeit ist eine
bewusste Entscheidung. Wenn man sich dafür entscheidet, der
Göttin, der Liebe und seiner eigenen Kraft gegenüber empfänglich zu sein, dann lässt man zu, davon verändert zu werden. Und
wenn man sich selbst verändert, führt man eine andere Realität
herbei.

Das sechste Gesetz ist das *Gesetz des Zwecks.* Der Zweck gibt Wünschen eine größere Tiefe und verstärkt deswegen unsere Motivation und Kraft. Wir kommen alle in diese physische Form, um einen bestimmten Zweck zu erfüllen. Der wahre Zweck ist, nicht durch Leiden und Selbstaufopferung zu lernen, sondern es geht darum, unsere Talente zu entdecken und sie zur Vollkommenheit zu entwickeln. Wenn wir ein Talent dann noch mit Dienst verbinden, erkennen wir die wahre Bedeutung und die Erfüllung unseres Geistes. Sobald wir unsere Talente erkennen, empfinden wir Freude dabei, diese durch die Herausforderung auszubauen. Das ist nicht dasselbe wie Kampf – Kampf zermalmt einen, während Herausforderung einen freudvoll stimmt.

Alle Wünsche, mit denen Sie einen Zweck erfüllen möchten, der Ihrem wahren Talent entspricht und anderen dient, haben sehr viel Kraft.

Das siebte ist das *Gesetz des geringsten Aufwands.* Die Natur vollbringt alles mit einem Minimum an Aufwand. Wasser beispielsweise fließt um Hindernisse herum und kommt auf dem einfachsten Weg an sein Ziel. Die Natur drückt sich durch mühelose Leichtigkeit und losgelöste Unbekümmertheit aus. Wir sollten es genauso halten, denn je mehr wir kämpfen, umso mehr verlieren wir die Verbindung zu unserer uns innewohnenden Natur und verlieren uns in Kraftlosigkeit. Sobald wir lernen, uns hinzugeben, geschieht alles leicht.

Hingabe beginnt mit der Akzeptanz all dessen, was Sie fühlen, was in der Vergangenheit geschehen ist und was im gegenwärtigen Augenblick ist. Wenn Sie aufhören, gegen Ihre Umgebung anzukämpfen, entdecken Sie, dass Sie Ihre Realität leicht und mühelos erschaffen können. Magie wirkt von dem

Ort aus, an dem Sie mit dem Universum in Harmonie und losgelöst von zwanghaften Wünschen sowie innerlich gelassen sind. Sie kämpfen dann nicht mehr, um Ihre Umwelt zu kontrollieren, sondern meistern Ihre Kreation, indem Sie in Harmonie mit ihr sind. Wenn Sie den Kampf aufgeben und Ihre innere Natur zulassen, dann entfaltet sich der eigene Zweck ganz natürlich.

Das achte ist das *Gesetz des Mitgefühls.* Da Mitgefühl eine Qualität des puren Bewusstseins ist, das die Quelle ist, ist es auch die Qualität, die uns hilft, mit der höchsten Ebene in Resonanz zu gehen. Während wir selbst von Mitgefühl erfüllt sind, sind wir in der Lage, zur Quelle von allem in unserem Leben zu werden. Mitgefühl ist eine wichtige Energie, um die höheren Kräfte zu erwecken. Das ist das höchste Gesetz, das wir auf unserem Weg durch die Ebenen finden werden, und es hat die Farbe Rosa.

Es gibt noch ein anderes Gesetz, das alle anderen durchdringt und wie ein subtiles silberfarbenes Licht erscheint. Ich nenne es das *Gesetz der Magie.* Es sagt einfach nur, dass alles möglich ist und dass alles sich verändern kann. Wann auch immer wir in Hoffnungslosigkeit oder Überwältigung gefangen sind, kann es unser Vertrauen erneuern, indem es uns erkennen lässt, dass wir alles erschaffen oder ändern können. Wir können die Veränderung nicht kontrollieren, aber wir können ein Bündnis mit dem Bewusstsein der Veränderung eingehen und es uns zunutze machen, um alles zu verändern. Wenn man das zulässt, öffnet man sich für die Magie.

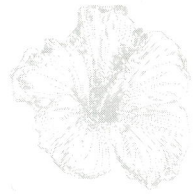

Die vorkonzeptuellen
Archetypen

Sobald wir die universellen Gesetze hinter uns lassen, betreten wir den Bereich des Vorkonzeptuellen. Alle Archetypen existieren hier in einem puren Zustand, der noch nicht zu einem Konzept geworden ist. Ab hier benutzen wir nicht mehr die bekannten Sinne, sondern öffnen uns für die unbekannten Sinne, mit denen wir das Leben, das Licht, die Liebe, die Wärme und die Bewegung wahrnehmen. Es kann sein, dass Sie hier ein bisschen Zeit brauchen, um sich anzupassen, weil Sie die bekannten Sinne loslassen und sich selbst erlauben, diese Energien klarer wahrzunehmen. Das ist das Reich der Strahlenden.

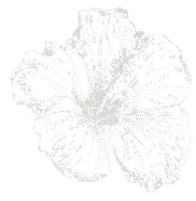

Die Ebene des Einsseins

Schließlich erreichen wir die Ebene des Einsseins, wo man sich selbst als pures Bewusstsein erlebt und mit der ganzen Schöpfung eins ist, während man auch gleichzeitig ihr Schöpfer und die Handlung des Schaffens an sich ist. Zunächst werden Sie vielleicht ein blasses blau-weißes Licht sehen, bis Sie vollkommen jenseits der Sinne sind. Von dieser Ebene aus können Sie alles tun, und hier erleben Sie die tiefste Heilung. Ausgestattet mit einem unendlichen Potenzial ordnen wir jede Veränderung im Bewusstsein an, was als Anfang aller Dinge durch all die anderen Ebenen hindurchgehen wird und die physische Realität verändern kann.

Es gibt viele Blockaden, die hier gelöst werden können, beispielsweise die Glaubenssätze. Wenn man tiefer in die Ebenen der Glaubenssätze eintaucht, wird man herausfinden, dass das Entscheidende immer die Tatsache ist, dass wir unser unendliches Potenzial vergessen haben, als wir uns von der Quelle trennten. Typische grundlegende Glaubenssätze wären der Glaubenssatz der Vergesslichkeit, unter dessen Einfluss wir alle befürchten, dass unsere Seele sterben könnte oder dass wir ewig in einem negativen Zustand gefangen bleiben, weil wir das Gesetz der Veränderung vergessen und uns Mythen über die Hölle angeeignet haben. Von der Quelle aus ordnet man einfach an, dass der Glaubenssatz sich auflöst, und beobachtet dann, wie er verschwindet. Beobachtung ist wichtig, denn eine Sache wird erst dann real, wenn man sie beobachtet. Das ist ein wichtiger Punkt, an den wir uns erinnern müssen: Wir können nur dann eine Veränderung bewirken, wenn wir beobachten. Der Trick ist also zu lernen, diese tieferen Ebenen zu beobachten, damit wir die Veränderung sehen können, egal wie subtil sie ist.

Unter den Glaubenssätzen gibt es auch Gesetze, die aufgelöst werden müssen, denn indem wir begrenzende Glaubenssätze durch Widerstand mit der Zeit immer tiefer in das Unterbewusstsein drängen, formen sie Gesetze. Wenn man als Kind zum Beispiel sozial benachteiligt ist und die guten Dinge nicht hat, die man andere Kinder genießen sieht, kann man den Glauben entwickeln, dass man mehr arbeiten muss und nur hier ist, um zu dienen. Um damit leben zu können, wird man dann ein Gesetz des Dienens entwickeln. Wenn man dieses Gesetz akzeptiert, kommt man mit seinem Leben klar, widersteht dem Muster nicht mehr und verbringt sein Leben damit, anderen zu dienen. Es kann sein, dass man zu einem bestimmten Zeitpunkt, den Glaubenssatz ändern möchte, um anzufangen, seine eigenen Bedürfnisse zu befriedigen, aber dann bestraft man sich dafür, das Gesetz gebrochen zu haben, und der Glaubenssatz wird auf einer tieferen Ebene neu erschaffen. Wenn er noch mehr Kraft bekommt, personifiziert er sich in ein feindseliges Bewusstsein, das einem zu folgen scheint und jede Anstrengung sabotiert, die man unternimmt, um sein Los zu verbessern. Wenn der Glaubenssatz schließlich noch tiefer rutscht, werden auch andere Lebensbereiche beeinträchtigt. Die Lösung ist auch hier wieder: Man ordnet an, dass die Glaubenssätze aufgelöst werden, und beobachtet dann, wie genau dies geschieht.

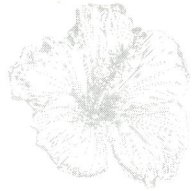

Die Ebene des Mythos

Die nächste tiefere Bewusstseinsebene ist die Ebene des Mythos. Mythen existieren weit jenseits des rationalen Verstandes in der Grenzschicht zwischen dem persönlichen und dem kollektiven Unbewussten, und die Mythen, die wir aufnehmen, beeinflussen uns zutiefst. Als Beispiel wollen wir die Entstehung von Quarks betrachten. Diese wurden ursprünglich als eine mathematische Zweckmäßigkeit erschaffen, als die Welle der Protonen oder Neutronen in drei Wellenfunktionen geteilt wurde. Danach nahm man Quarks als Teilchen wahr und sah, dass Protonen und Neutronen aus drei Quarks bestehen. Also: Dadurch, dass man den Mythos der Quarks als gegeben annahm, veränderte man die Natur der Realität.

Und genauso haben all unsere Mythen eine Wirkung auf uns. Wir können entscheiden, in welchem Bezug wir zu ihnen stehen und mit welchen Archetypen wir in Resonanz gehen. Von der Quelle aus können wir auch Aspekte der Mythen auflösen, die wir als begrenzend oder negativ empfinden. Lassen Sie uns ein paar Beispiele für Mythen ansehen, die wir auflösen können.

Ein großer Mythos, den wir uns ansehen sollten, ist der Mythos der Entropie. Die Wissenschaft sagt, dass das Universum immer mehr der Unordnung entgegenstrebt, und Religionen untermauern dies mit Mythen wie Armageddon oder dem altnordischen Mythos Ragnarök. Sie postulieren die Idee, dass alles zerfällt und wir alles verlieren. Dieser Mythos erschafft viele Begrenzungen, die wir annehmen und mit denen wir leben, ohne sie infrage zu stellen. Zunächst sagt er, dass unser Körper dem Verfall geweiht ist, so dass wir altern und ohne Sport sogar vorzeitig körperlich abbauen werden. In unserem äußeren Leben sind wir von demselben kranken Glaubenssatz beeinflusst: Wir glauben, wir müssten hart arbeiten, um unser Hab und Gut zusammenzuhalten, und wenn wir uns entspannen, mache irgendjemand oder irgendetwas alles zunichte.

Das wissenschaftliche Denken konzentriert sich auf das Gesetz der Unordnung, doch niemand scheint zu bemerken, dass wir wählen können, in welchem Set wir leben. Wenn wir eher im Set der Evolution als in dem der Entropie sind, entwickeln wir uns ganz natürlich, ob wir eine Anstrengung unternehmen oder nicht. Es wird selbstverständlich, dass wir unsere Ziele erreichen, und Kampf, Altern und Kranksein gehören der Vergangenheit an. Das ist das Ideal, und der Schlüssel befindet sich innerhalb des Maha-Mrtyanjaya-Mantras, das die Resonanz der

Evolution in sich trägt und das darauf abzielt, die Entropie zu überwinden.

Om triumbakam yajamahe
Sugandim pushtivaadanam
Uvaru kameva bandanaan
Mrtyor muksheeya m'amritat

Von der Quelle aus können wir anordnen, den Mythos der Entropie aufzulösen, und uns in das Set der Evolution begeben. Dann erwacht das Mantra vollkommen und arbeitet für uns.

Ein anderer Mythos, der den vorhergehenden bestärkt, ist der Mythos, dass wir mit Mängeln behaftet sind. Im Christentum glaubt man an die Erbsünde; in altnordischen Mythen sagt man, dass wir mit dem Blut von Riesen geboren worden sind, das an sich schon böse ist. Das wird üblicherweise als Grund dafür angesehen, wieso wir dem endgültigen Untergang geweiht sind. Mit diesem gut platzierten Mythos empfinden wir immer Scham. Um unser volles Potenzial zu erreichen, müssen wir jedoch unsere ganze Scham überwinden und uns alle Fehler vergeben. Der Mythos erschafft auch Glaubenssätze, die bewirken, dass wir fortwährend bestraft werden, was wiederum unsere negativen Kreationen fördert und Probleme in unserem Leben hält. Von der Quelle aus können wir die Auflösung dieses Mythos anordnen, Verständnis erfahren und einen Blick für unsere angeborene Perfektion bekommen.

Der nächste Mythos, den wir uns ansehen sollten, ist die Idee der ewigen Bestrafung. Wenn wir tiefer in den Kern unserer Glaubenssätze vordringen, finden wir heraus, dass ihre

131

Grundlage die Angst davor ist, dass wir für immer im Elend gefangen sind. Das rührt vom religiösen Mythos der Hölle her. Viele Religionen haben unterschiedliche Höllen, in denen wir angeblich alle auf ewig für unsere Sünden bestraft werden. Der erste Schritt, um dieses Elend zu überwinden, ist zu erkennen, dass diese Ideen geschaffen wurden, um das Verhalten der Menschen zu manipulieren. Sie agieren dann nicht mehr in Übereinstimmung mit dem Grundgedanken des Universums. Wenn wir diesen Mythos auflösen und ihn mit verständnisvollem Vergeben ersetzen, können die hartnäckigsten Glaubenssätze erlöst werden.

Ein vierter begrenzender Mythos ist jener von der Launenhaftigkeit der Götter. Die Menschen nennen es Schicksal, den Willen der Götter oder Karma, denn sie sind der Überzeugung, keine Kontrolle über ihr Leben zu haben. Tief in uns wissen wir wohl, dass wir allein die Macht über unser Leben haben und seinen Lauf bestimmen, doch mit der Akzeptanz dieses Mythos ist es schwierig, die Oberhand zu gewinnen. Ursprünglich existierten wir als reines Bewusstsein, das die Quelle von allem ist. Als wir uns mit unserer Schöpfung identifizierten, um sie zu erleben, haben wir das Bewusstsein der Quelle verlassen, und nun scheint die Quelle jenseits von uns zu sein. Wenn wir wieder erkennen, dass wir mit allem eins sind und niemals getrennt sind von der Quelle, wenn wir begreifen, dass wir die Quelle SIND, dann sind wir in der Lage, alles aufzulösen, was wir nicht haben wollen, und können uns das Leben erschaffen, für das wir uns entscheiden.

Der fünfte Mythos, den wir uns ansehen, ist der Mythos, die Göttin verloren zu haben. Dieser hat seinen Ursprung im

babylonischen Mythos von Marduk, der Tiamat tötet und die Ältesten in die äußere Dunkelheit ausweist. Seitdem haben patri-
archale Religionen den Glauben an die Göttin ausgemerzt, und
jene, die ihr gefolgt sind, wurden unterdrückt. Dies führte zum
Verlust der Magie und der Kreativität und zu einer erstickenden
Überbetonung der Ordnung. Während wir nicht in vollkomme-
nem Chaos leben wollen, erstickt zu viel Ordnung den Geist,
schwächt uns und nimmt uns alles weg, für das es sich zu leben
lohnt. Freude, Kreativität, Vorstellungskraft, Mut und Magie ge-
deihen im Chaos. Empfangen ist Chaos, es ist nichts, das wir kontrollieren. Wunder kommen aus dem Chaos. Doch jene, die Magie
lernen und der Göttin folgen, fühlen sich oft weniger von der
Welt respektiert und glauben an den unterschwelligen Glaubenssatz, dass die Götter dieser Welt sie ignoriert haben, da sie
Kinder einer verbotenen Göttin sind. Dies formt den Glauben,
dass Magie und die Anbetung der Göttin verboten sind und dass
man dafür bestraft wird. Es wird sie trösten zu erfahren, dass
dies nur ein Mythos ist, und wenn wir ihn auflösen, haben wir
einen viel leichteren Zugang zur Magie.

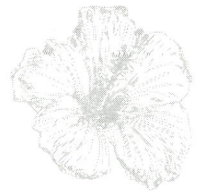

Der Einfluss anderer Menschen

Neben diesen innerpersönlichen Kreationen müssen wir den Einfluss des Willens anderer Menschen auf uns ausschalten, die versuchen, unsere Glaubenssätze zu manipulieren. Das ist besonders wichtig, wenn man mit ernsthaften Krankheiten zu tun hat, da Menschen und insbesondere Ärzte einem beispielsweise ihren Glauben überstülpen können, dass man nicht geheilt werden könne. Dies empfinde ich als den schwierigsten Teil der Heilung. Jemandem mit Überzeugung und Autorität zu sagen, er könne nicht geheilt werden, ist in der Tat desaströser als die negativen Glaubenssätze und die emotionale Last des Patienten selbst. Holen Sie daher auf jeden Fall immer eine zweite und dritte Meinung ein, wenn Sie mit einer ernsthaften Diagnose wie beispielsweise Krebs konfrontiert werden.

Es gibt daneben natürliche Heilmittel gegen Krebs. Die Ojibwe-Indianer gaben zwei Ärzten, Caisse und Huxley, wirkungsvolle pflanzliche Heilmittel, und beide Ärzte eröffneten Kliniken, in denen sie erfolgreich viele Krebsarten behandelten. Die Caisse-Formel wurde sogar eine offiziell anerkannte Behandlung gegen Krebs in China. In Russland wurde Großes Schöllkraut benutzt, um Krebs zu behandeln. Vor kurzem wurde ein Extrakt erfolgreich eingesetzt und in einer Klinik in Österreich verabreicht, wo er Heilungen bewirkte.

In Ländern wie Russland, China und Peru sind alternative Heilmittel gegen Krebs ziemlich verbreitet. Dieselben Mittel haben jedoch eine viel geringere Wirkung, wenn sie in England oder in den Vereinigten Staaten eingesetzt werden, weil der Glaube, dass Krebs nicht geheilt werden kann, dort sehr stark ist.

Generell gilt, dass eine kranke Person nur gesund werden kann, wenn sie ihr Leben vollkommen ändert. Wie man sieht, können Medikamente den Krebs nicht immer heilen. Doch eine ganzheitliche Annäherung kann das bewirken. Wenn man also den Versuch unternimmt, eine ernsthafte Krankheit zu heilen, ist es äußerst wichtig, die falsche und negative psychische Kraft zu eliminieren, die darauf besteht, dass der Mensch nicht geheilt werden kann.

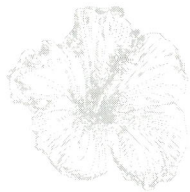

Neue Informationen herunterladen

Bisher haben wir uns Programme angesehen, die wir entfernen können, aber es ist genauso wichtig, neue Informationen herunterzuladen. Es ist ein bisschen wie im Film *Matrix*, in dem die benötigten Informationen schnell ins Gehirn heruntergeladen werden – nur dass wir keine Kenntnisse über Kampftechniken herunterladen, sondern natürliche Fähigkeiten: wie sich selbst zu lieben, zu empfangen, seinen eigenen Wert zu spüren … Diese Fähigkeiten kommen möglicherweise nicht leicht zu jenen, die die meiste Zeit negative Erfahrungen gemacht haben, aber sie können schnell und direkt von der Quelle aufgenommen werden, da all diese Fähigkeiten aus dem unendlichen

Pool an Informationen im kollektiven Unterbewusstsein abrufbar sind. Die Übertragung des göttlichen Fingerabdrucks enthält alle Informationen, die eine Person für Heilung und Transformation brauchen könnte. Doch einfach jede spezielle Fähigkeit kann von der Quelle heruntergeladen werden, indem man es einfach anordnet – und beobachtet, wie es geschieht ...

Anhang: Illustrationen

Punkte seitlich am Kopf

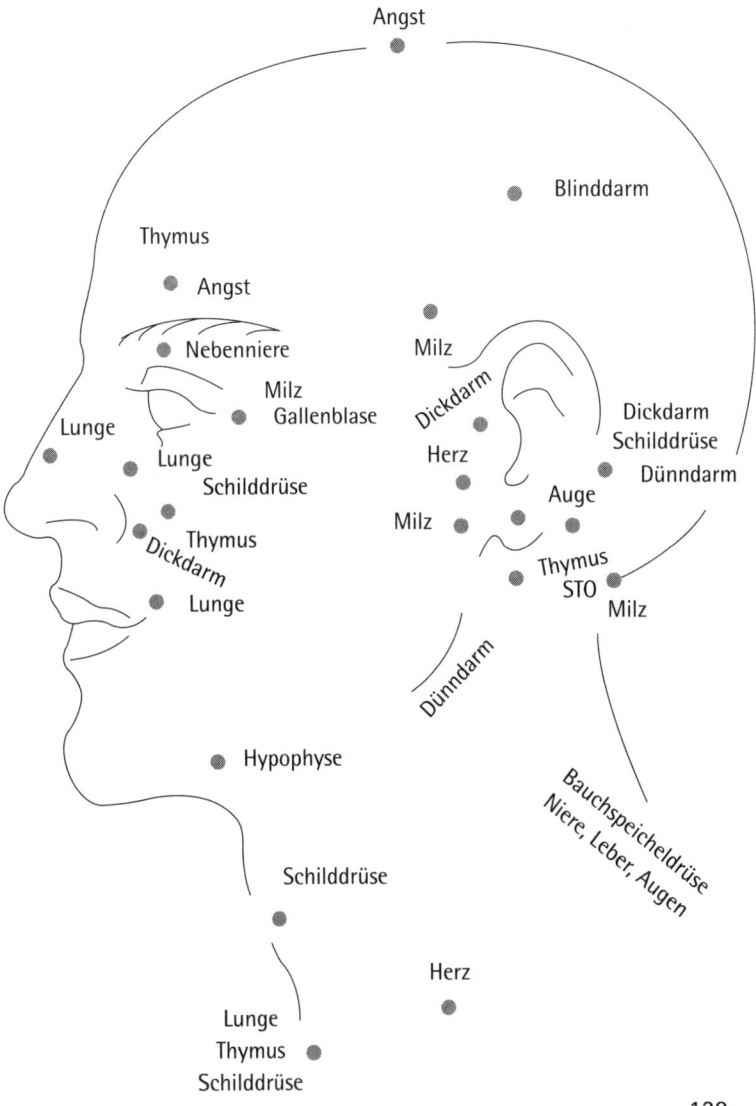

Punkte im Gesicht

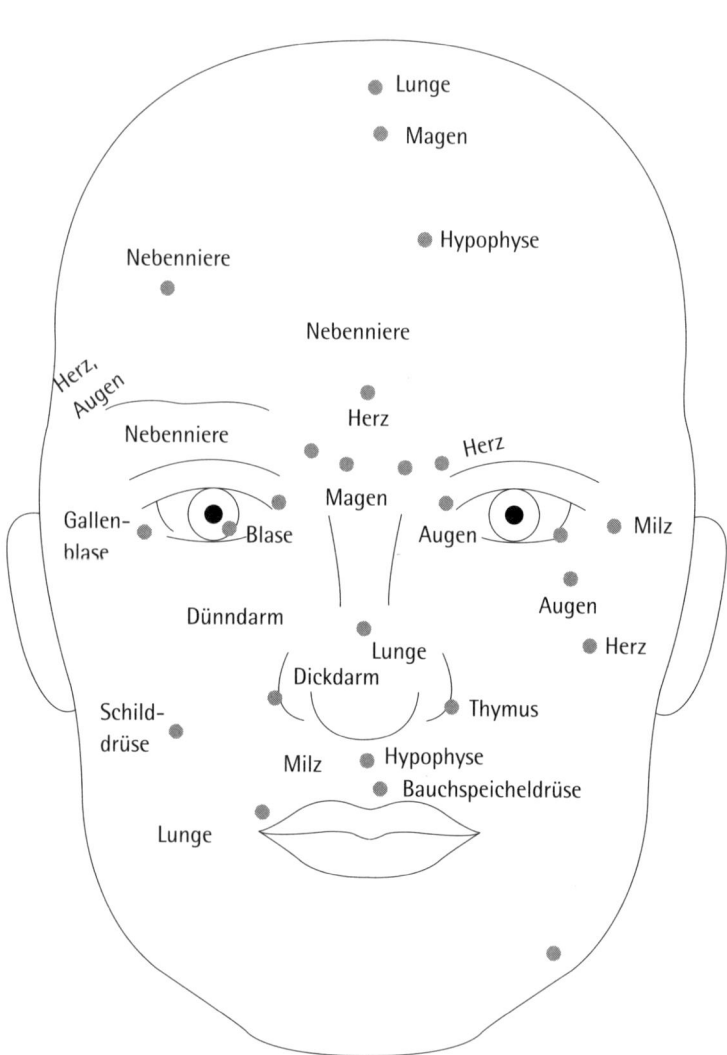

Lunge

Magen

Hypophyse

Nebenniere

Nebenniere

Herz, Augen

Nebenniere

Herz

Herz

Gallen-blase

Magen

Blase

Augen

Milz

Augen

Dünndarm

Herz

Schild-drüse

Lunge

Dickdarm

Thymus

Milz

Hypophyse

Bauchspeicheldrüse

Lunge

Punkte am Hinterkopf

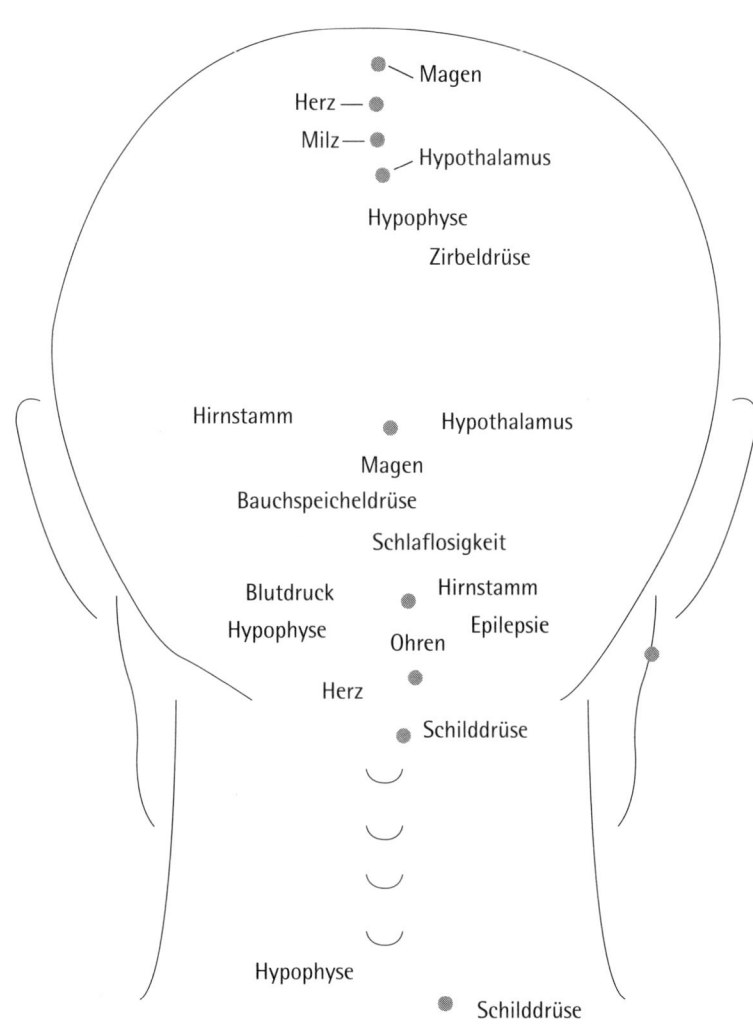

Magen

Herz

Milz

Hypothalamus

Hypophyse

Zirbeldrüse

Hirnstamm

Hypothalamus

Magen

Bauchspeicheldrüse

Schlaflosigkeit

Blutdruck

Hirnstamm

Hypophyse

Epilepsie

Ohren

Herz

Schilddrüse

Hypophyse

Schilddrüse

Nacken-Punkte

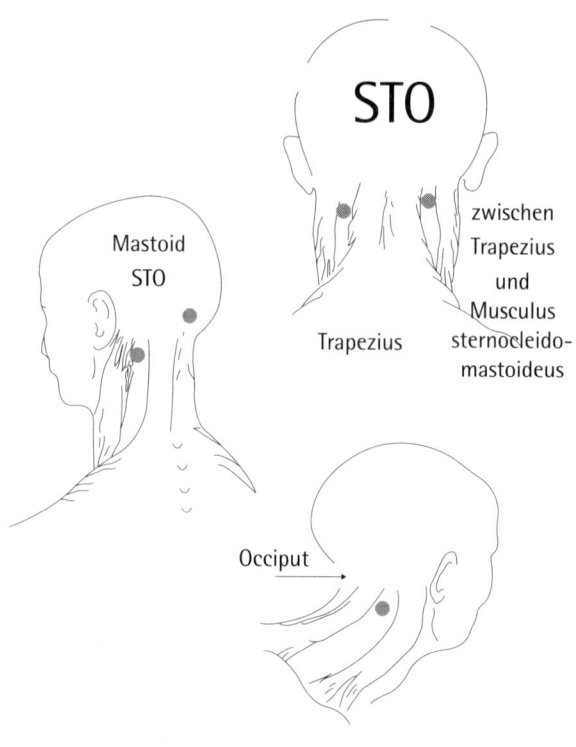

STO:

Zirbeldrüse
Hypothalamus
Hypophyse
Hirnstamm
Schilddrüse
Thymusdrüse
Herz
Solarplexus
Bauchspeicheldrüse
Nebenniere
Milz
Keimdrüse

Leber
Niere
Gallenblase
Blase
Dünndarm
Dickdarm
Magen
Lungen
Harnleiter
Blinddarm

Ohren
Augen
Blutdruck
Angst
Gemütskontrolle
Bioenergie
Epilepsie
Schlaflosigkeit

Hals-Punkte

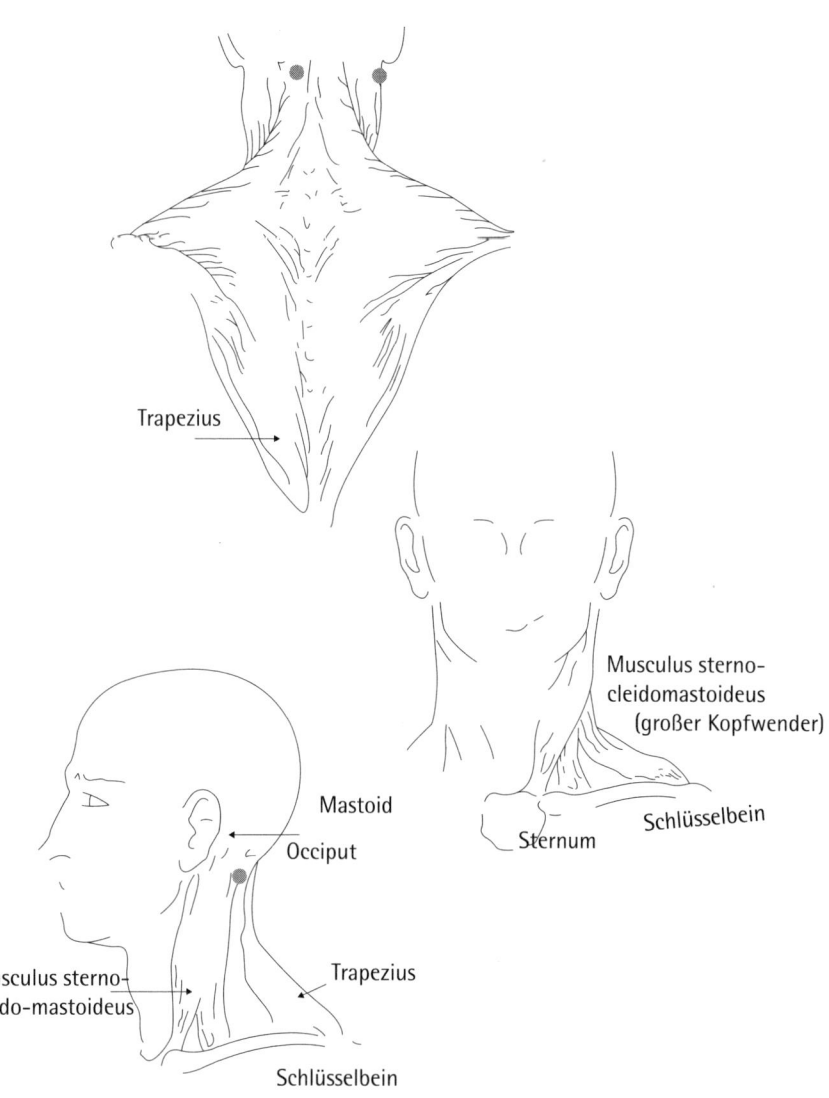

Trapezius

Mastoid

Occiput

Musculus sterno-
cleidomastoideus
(großer Kopfwender)

Schlüsselbein

Sternum

Musculus sterno-
leido-mastoideus

Trapezius

Schlüsselbein

Hand-Punkte

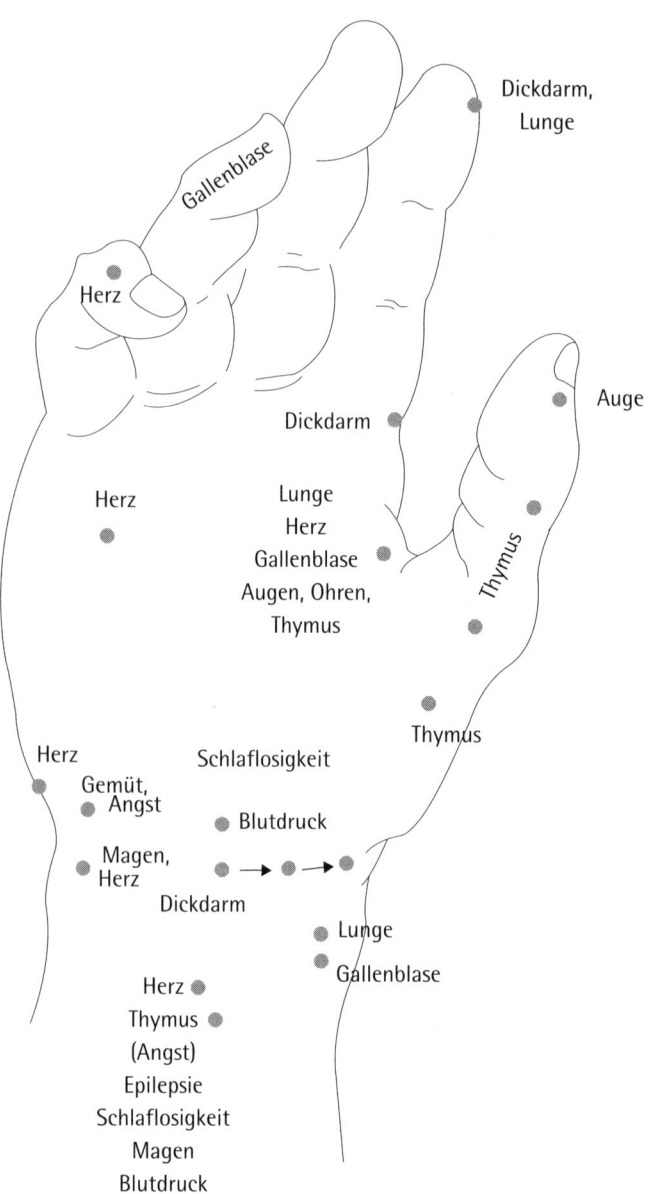

Dickdarm, Lunge

Gallenblase

Herz

Auge

Dickdarm

Herz

Lunge
Herz
Gallenblase
Augen, Ohren,
Thymus

Thymus

Thymus

Herz

Schlaflosigkeit

Gemüt,
Angst

Blutdruck

Magen,
Herz

Dickdarm

Lunge

Gallenblase

Herz

Thymus

(Angst)

Epilepsie

Schlaflosigkeit

Magen

Blutdruck

Arm-Punkte

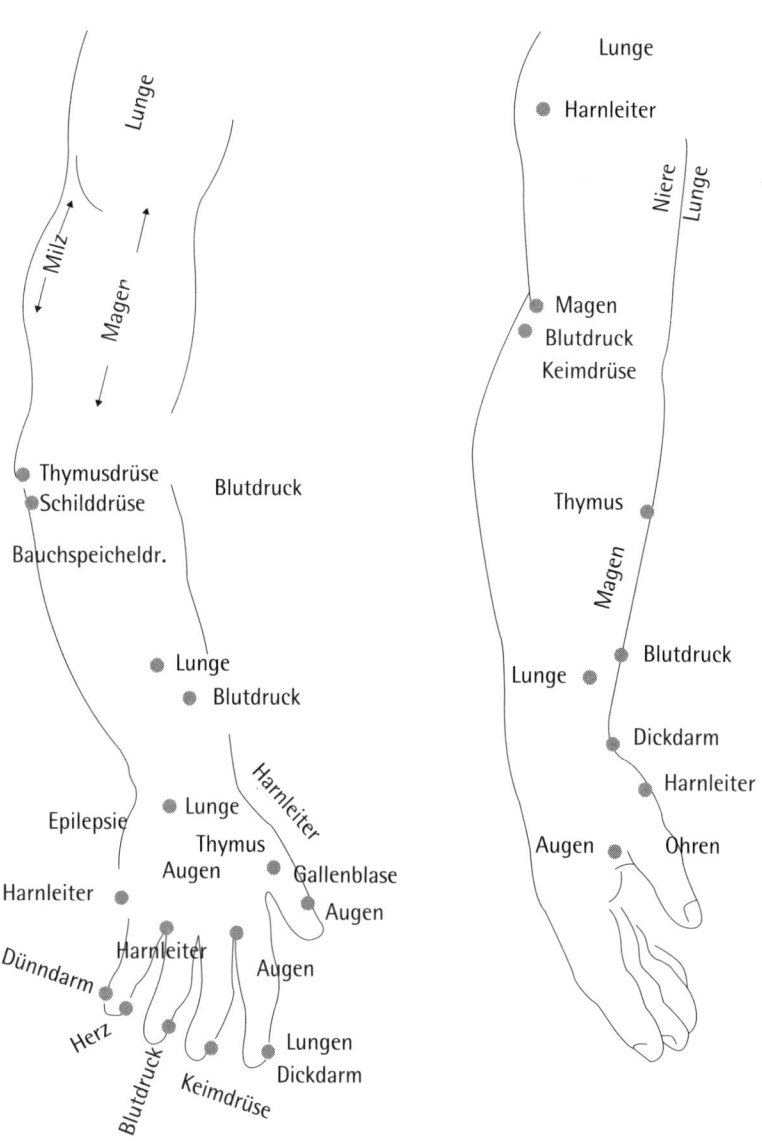

Punkte am Vorderkörper

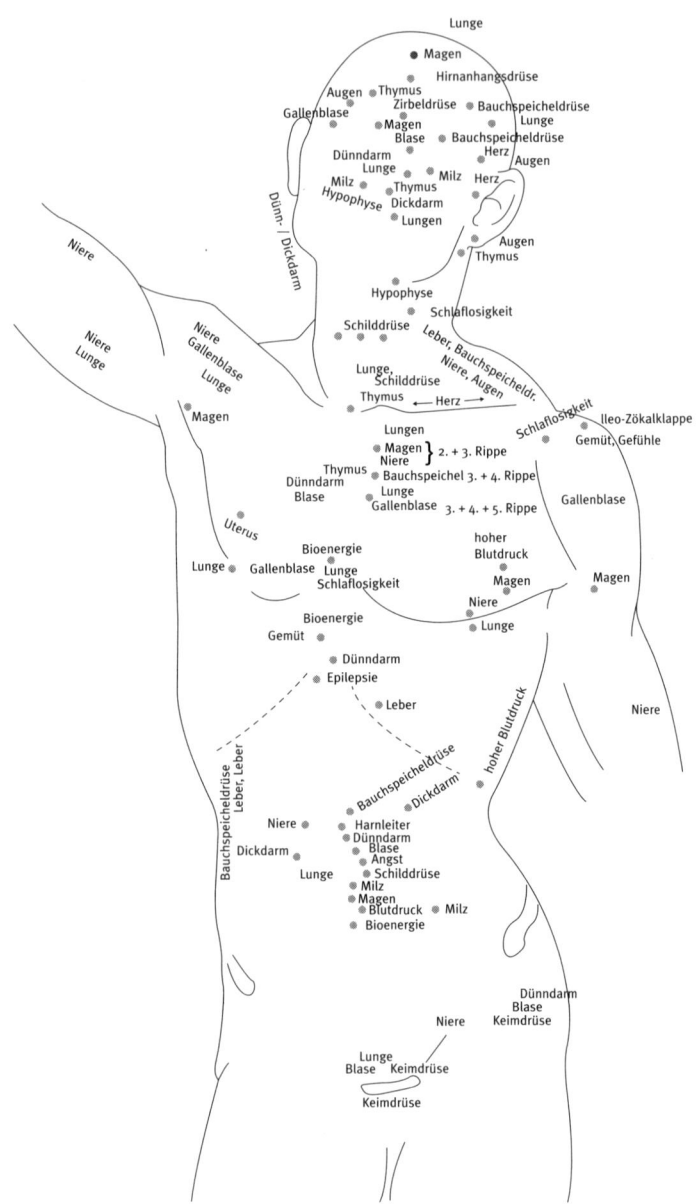

Punkte am Hinterkörper

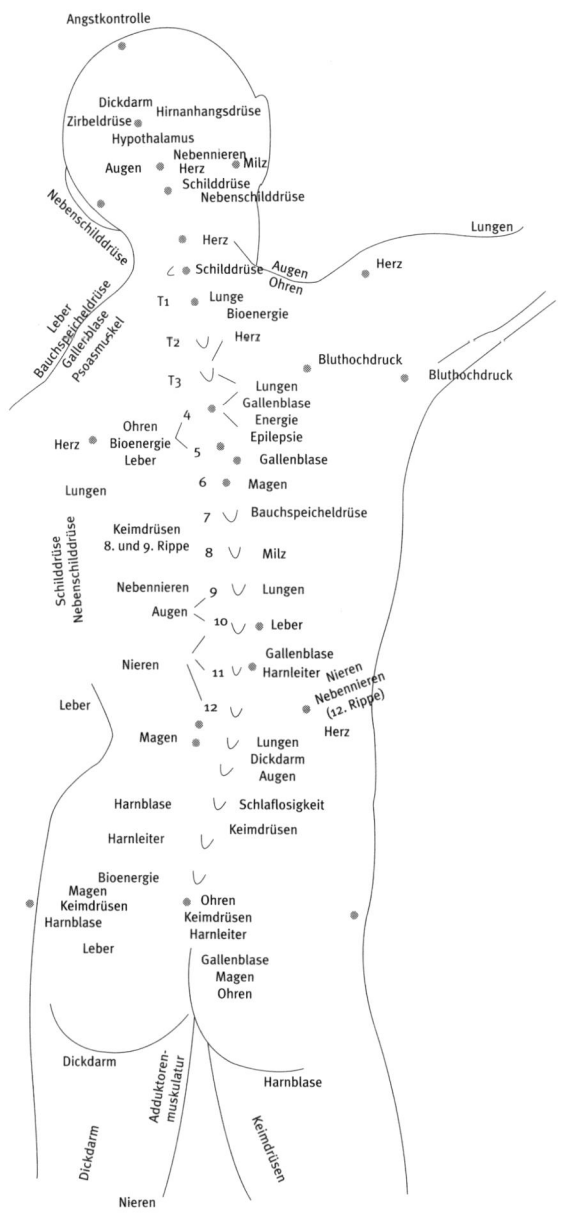

Angstkontrolle

Dickdarm
Zirbeldrüse   Hirnanhangsdrüse
   Hypothalamus
      Nebennieren
      Herz   Milz
   Augen
         Schilddrüse
            Nebenschilddrüse

Nebenschilddrüse

Leber
Bauchspeicheldrüse
Gallenblase
Psoasmuskel

Herz
Schilddrüse   Augen
         Ohren
T1   Lunge
      Bioenergie
T2   Herz
T3
         Lungen
         Gallenblase
      4   Energie
         Epilepsie
Ohren   Gallenblase
Bioenergie
Herz   Leber
      5
      6   Magen
Lungen
      7   Bauchspeicheldrüse
Keimdrüsen
8. und 9. Rippe   8   Milz
Schilddrüse
Nebenschilddrüse
Nebennieren   9   Lungen
   Augen
      10   Leber
         Gallenblase
Nieren   11   Harnleiter   Nieren
            Nebennieren
Leber   (12. Rippe)
      12   Herz
Magen   Lungen
         Dickdarm
         Augen
Harnblase   Schlaflosigkeit
Harnleiter   Keimdrüsen
Bioenergie
Magen   Ohren
Keimdrüsen   Keimdrüsen
Harnblase   Harnleiter
Leber
         Gallenblase
         Magen
         Ohren
Dickdarm   Adduktoren-
         muskulatur
      Harnblase
Dickdarm
      Keimdrüsen
Nieren

Lungen
Herz

Bluthochdruck
Bluthochdruck

Fuß-Punkte

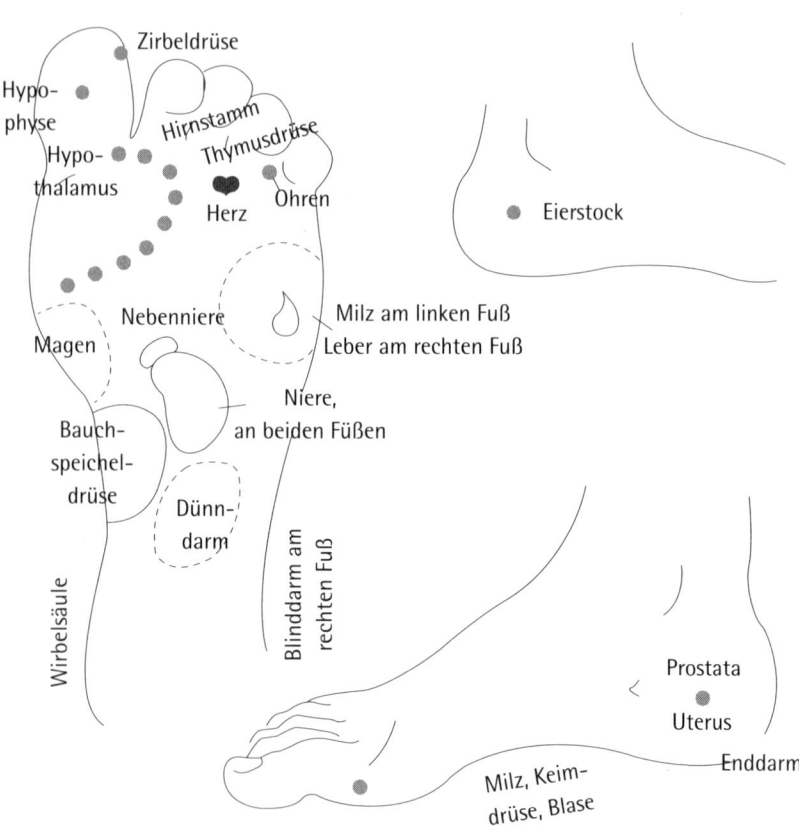

Zirbeldrüse

Hypo-
physe

Hirnstamm

Hypo-
thalamus

Thymusdrüse

Herz

Ohren

Nebenniere

Milz am linken Fuß
Leber am rechten Fuß

Magen

Niere,
an beiden Füßen

Bauch-
speichel-
drüse

Dünn-
darm

Wirbelsäule

Blinddarm am
rechten Fuß

Eierstock

Prostata

Uterus

Enddarm

Milz, Keim-
drüse, Blase

Fuß-Punkte

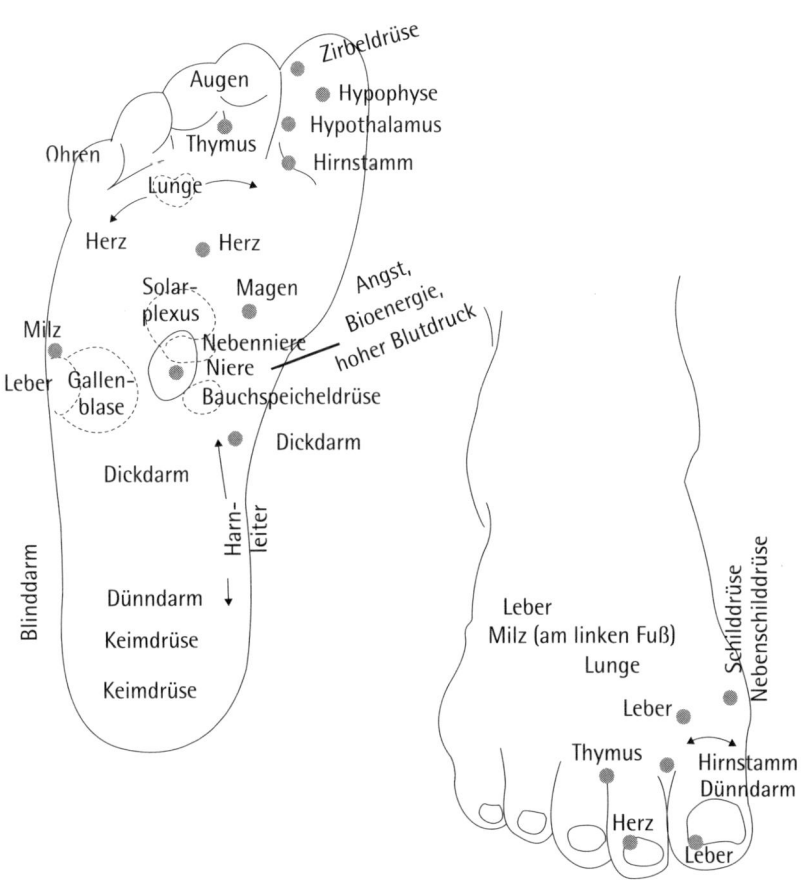

Fuß-Punkte

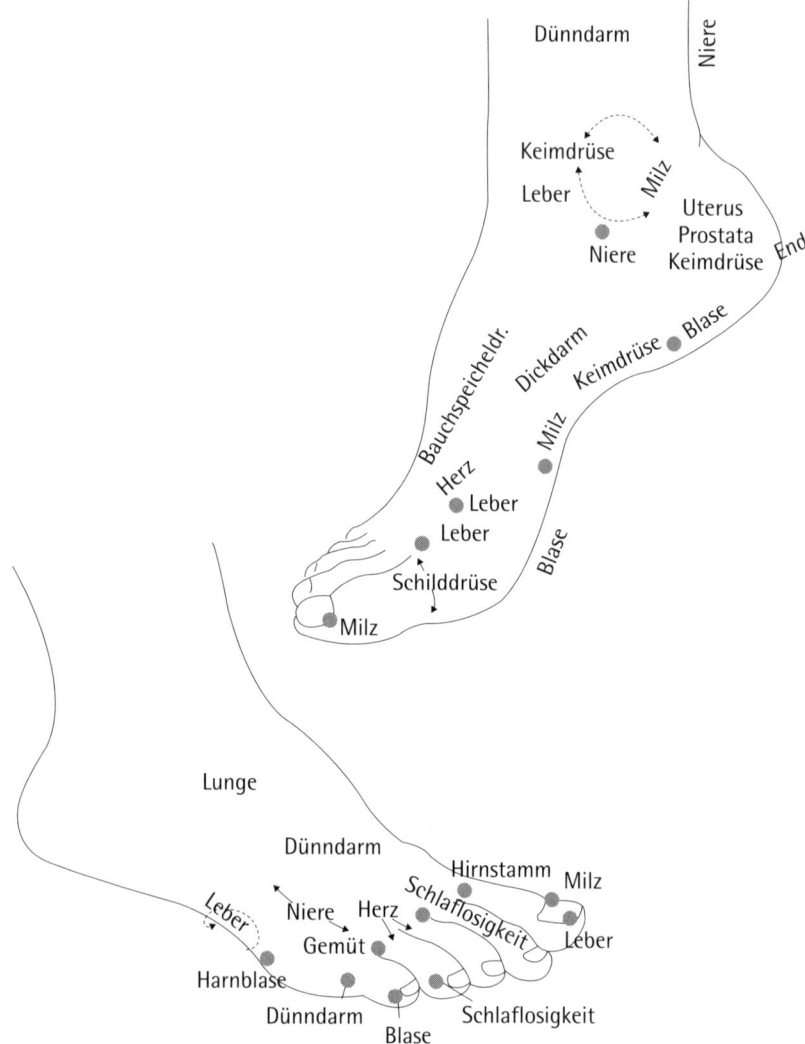

Bein-Punkte

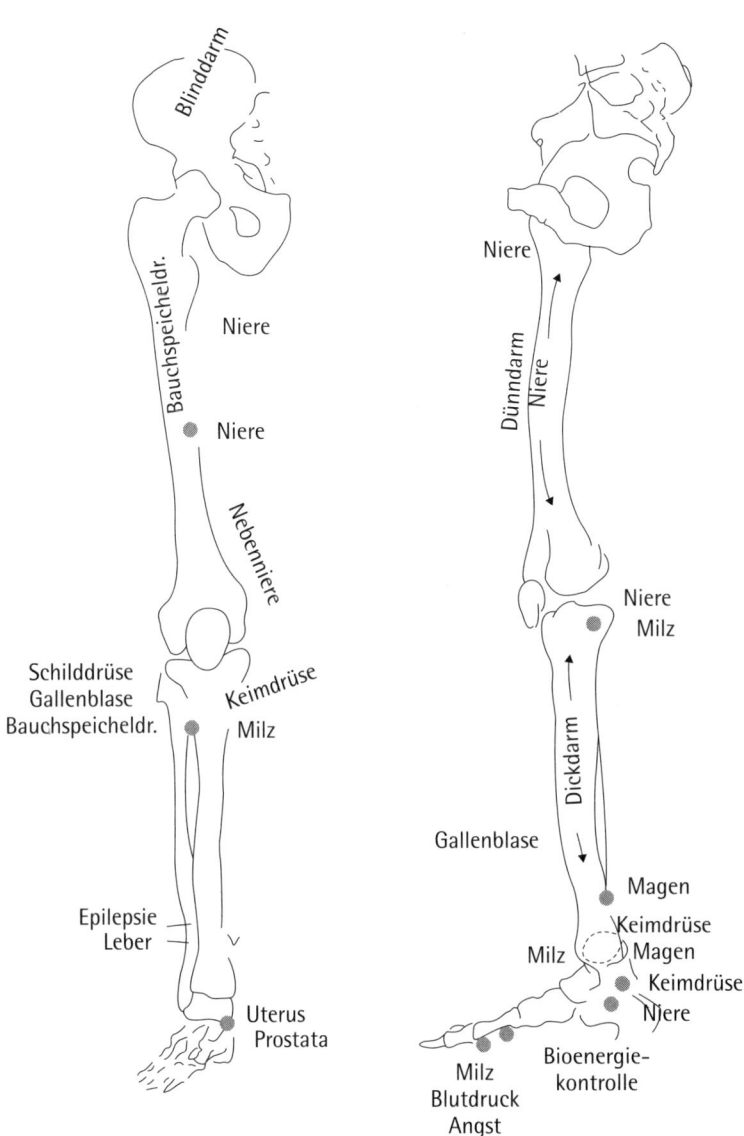

Bein-Punkte

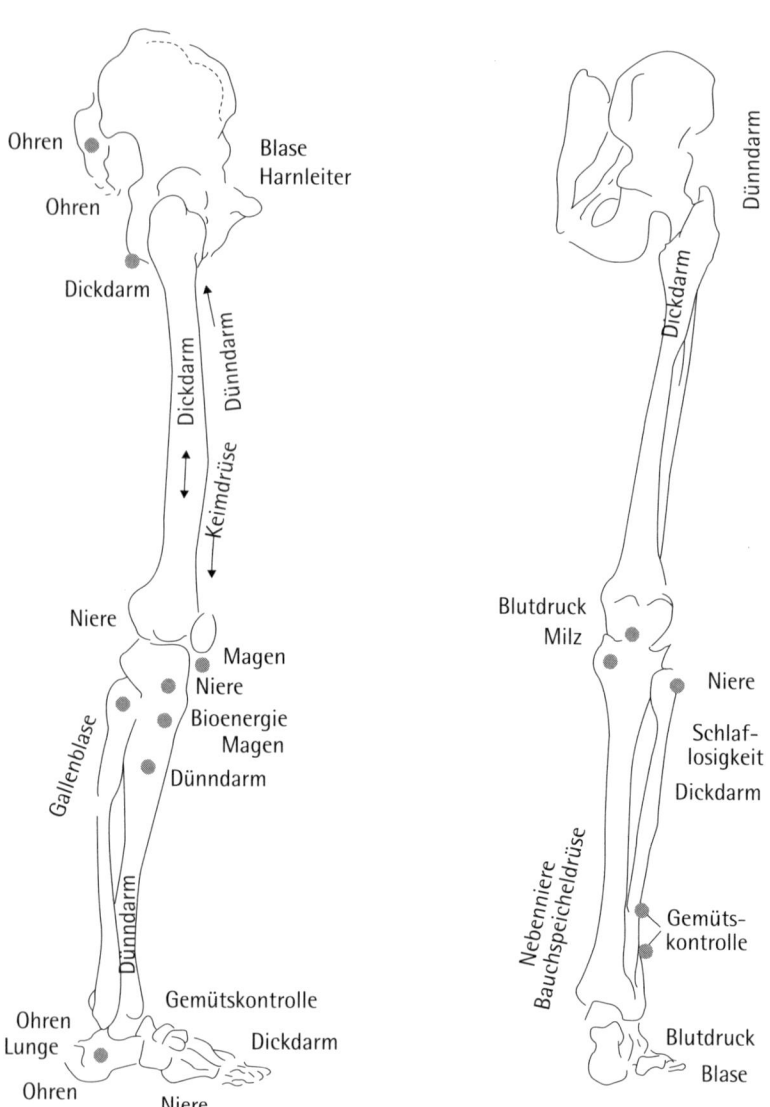

Ohren

Ohren

Dickdarm

Blase
Harnleiter

Dünndarm

Dickdarm

Dickdarm
Dünndarm

Keimdrüse

Niere

Gallenblase

Magen
Niere
Bioenergie
Magen
Dünndarm

Dünndarm

Ohren
Lunge

Ohren

Gemütskontrolle

Dickdarm

Niere

Blutdruck
Milz

Niere

Schlaf-
losigkeit

Dickdarm

Nebenniere
Bauchspeicheldrüse

Gemüts-
kontrolle

Blutdruck
Blase

Schädel-Punkte

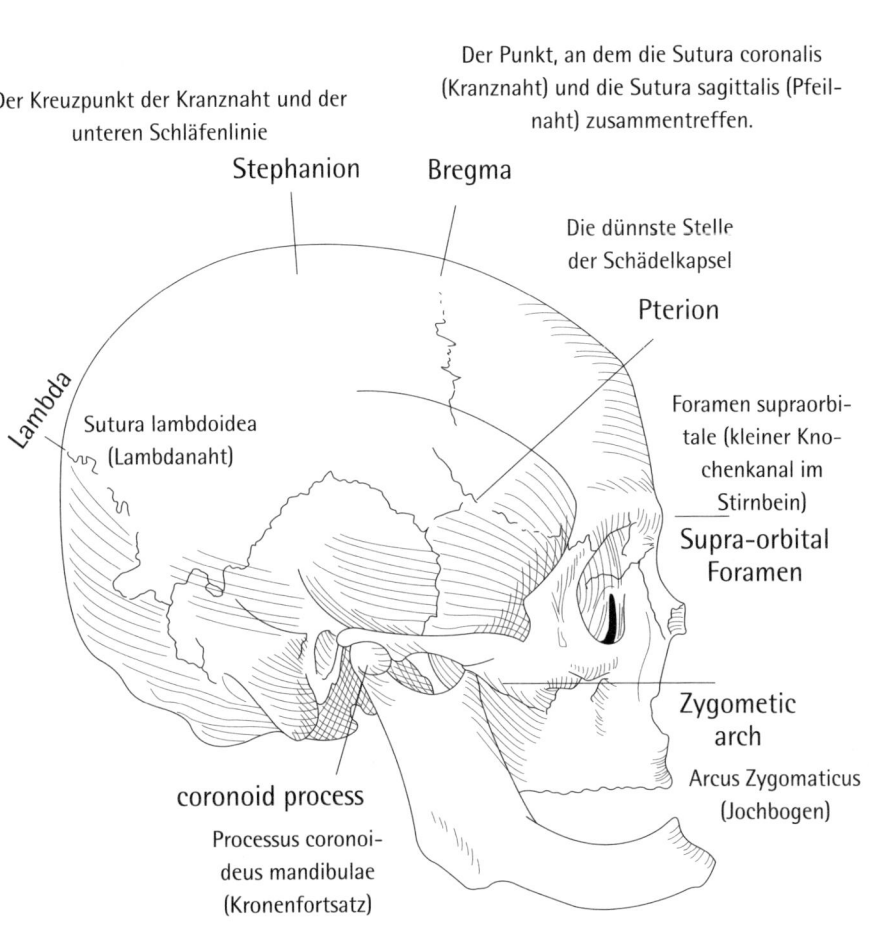

Der Punkt, an dem die Sutura coronalis (Kranznaht) und die Sutura sagittalis (Pfeilnaht) zusammentreffen.

Der Kreuzpunkt der Kranznaht und der unteren Schläfenlinie

Stephanion

Bregma

Die dünnste Stelle der Schädelkapsel

Pterion

Lambda

Sutura lambdoidea (Lambdanaht)

Foramen supraorbitale (kleiner Knochenkanal im Stirnbein)

Supra-orbital Foramen

Zygometic arch

Arcus Zygomaticus (Jochbogen)

coronoid process

Processus coronoideus mandibulae (Kronenfortsatz)

Weiterführende Informationen zu
Büchern, Autoren und den Aktivitäten
des Silberschnur Verlages erhalten Sie unter:
www.silberschnur.de

Sie können uns alternativ den
Antwort-Coupon aus dem beiliegenden
Lesezeichenflyer zusenden.

Ihr Interesse wird belohnt!

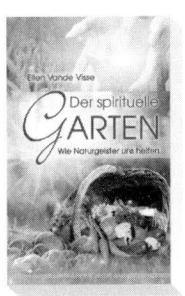

256 Seiten, broschiert
ISBN 978-3-89845-353-0
€ [D] 16,90

Ellen Vande Visse

Der spirituelle Garten

Wie Naturgeister uns helfen

Ellen Vande Visse lädt Sie ein, harmonisch mit dem Naturreich zusammenzuarbeiten. Unterhaltsame Erzählungen erläutern Schritt für Schritt,
was Sie tun können, um gemeinsam mit der Natur zu gärtnern und mit den Elementarwesen zu kommunizieren – vollkommen unabhängig davon, ob Sie medial veranlagt sind oder nicht.
Der spirituelle Garten lehrt uns, mit den Pflanzen als Lebewesen zusammenzuarbeiten. Ein Buch über außergewöhnliches Gärtnern, das Sie bis zur letzten Seite nicht mehr aus der Hand legen werden.

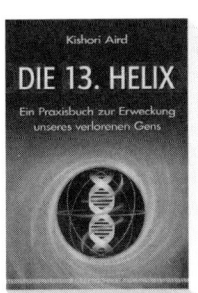

328 Seiten, broschiert
ISBN 978-3-89845-290-8
€ [D] 18,90

Kishori Aird

Die 13. Helix

Ein Praxisbuch zur Erweckung unseres verlorenen Gens

Wenn Sie bisher geglaubt haben, die Möglichkeit, den genetischen Code zu beeinflussen, wäre allein der Wissenschaft vorbehalten, dann irren Sie sich ... Wussten Sie, dass
- die DNA über ein schwingendes, elektromagnetisches Feld verfügt, das auf unsere Gedanken und Gefühle reagiert?
- die DNA nicht nur zwei, sondern vielmehr 13 Stränge aufweist, die alle aktiviert und genutzt werden können?

Sie lernen, wie Sie selbst Ihren genetischen Code so verändern können, dass Sie lang ersehnte Ziele wie Gesundheit, Jugendlichkeit, innere Balance oder auch Selbstvertrauen mühelos erreichen.

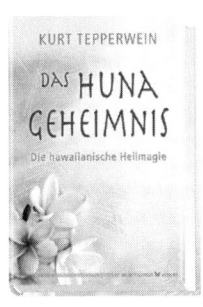

184 Seiten, gebunden
ISBN 978-3-89845-400-1
€ [D] 14,95

Kurt Tepperwein

Das Huna-Geheimnis

Die hawaiianische Heilmagie

Huna bedeutet wörtlich „das verborgene Geheimnis". Wer dieses Geheimnis kennt, kann sein Schicksal nach seinen Wünschen gestalten. Kurt Tepperwein enträtselt in diesem praktischen Buch, wie jeder mit dem Urwissen des hawaiianischen Schamanismus seine eigenen Kräfte gezielt einsetzen kann, um Gesundheit, Glück, Wohlbefinden und Erfolg zu erlangen. Er führt uns in die wichtigsten Denk- und Handlungsprozesse der Huna-Philosophie und -Magie ein und stellt uns Praktiken vor, mit denen wir die Huna-Lehre in unser Leben integrieren können.
Mit wertvollen Tipps, Übungen und Meditationen lernen wir, die alte Lebenskunst aus Hawaii ganz praktisch zu leben und unsere Wünsche und Ziele zu erreichen.

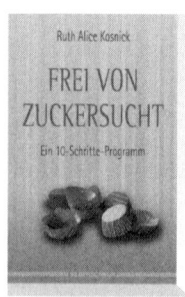

336 Seiten, broschiert
ISBN 978-3-89845-327-1
€ [D] 16,90

Ruth Alice Kosnick

Frei von Zuckersucht

Ein 10-Schritte Programm

Worin besteht der Unterschied zwischen Naschen und zwanghaftem Essverhalten? Wann fängt die Sucht an, und wie lernt man, aus diesem Teufelskreis auszusteigen?
Mithilfe des inneren Mentors und durch ein geführtes Programm, bei dem Selbsterfahrung und Bewusstwerdung im Mittelpunkt stehen, hat die Autorin einen Weg der Selbstheilung entwickelt, der essenziell ist für alle, die sich von psychisch-seelischen Abhängigkeiten befreien wollen. Dieser neue Ansatz beleuchtet das Thema Kontrollverlust zum ersten Mal aus ganzheitlicher Perspektive und führt zur Heilung.

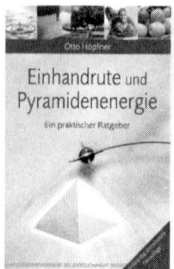

160 Seiten, broschiert
ISBN 978-3-89845-361-5
€ [D] 12,90

Otto Höpfner

Einhandrute und Pyramidenenergie

Ein praktischer Ratgeber

Zahllose Strahlungen und Felder beeinflussen unser Wohlbefinden – und nur wenige Geräte können uns dabei helfen, diesen Einflüssen zu entgehen, wie Otto Höpfners hochempfindliche Einhandrute, die Höpfner- Pyramide und der phantastische Strahlen-Konverter.
Dieser Ratgeber zeigt anhand von praktischen Beispielen, wie auch der Laie krankmachende Strahlen erfassen und durch die Pyramidenenergie verbessern kann. Er führt uns auf neue Wege zum Schutz unserer Gesundheit, egal, ob es sich um die Verträglichkeit von Nahrungsmitteln und Medikamenten, Störzonen am Schlafplatz oder andere krank machende Störfaktoren handelt.

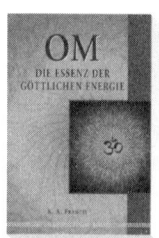

120 Seiten, broschiert
ISBN 978-3-89845-316-5
€ [D] 6,95

K. A. Francis

OM – Die Essenz der göttlichen Energie

OM ist der Puls des Universums, der Ton des bewussten Seins ... Der Ton von OM hallt in jedem Wort wider, in jeder Bewegung, die im Universum erzeugt wird. Diese Töne und Bewegungen begleiten uns ohne Anfang und Ende!
K. A. Francis hat die heilige Silbe OM analysiert und bringt ihre wesentliche Bedeutung im Einklang mit der heutigen Zeit auf den Punkt, damit OM in Ihrem Innern aufsteigt und Körper und Geist harmonisiert.
Ein wunderschön illustriertes Buch aus dem Ursprungsland des OM – Indien.

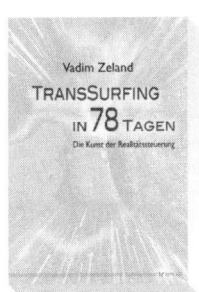

216 Seiten, broschiert
ISBN 978-3-89845-377-6
€ [D] 14,90

Vadim Zeland

Transsurfing in 78 Tagen
Die Kunst der Realitätssteuerung

Transsurfing ist eine mächtige Technik zur Realitätssteuerung, mit der jeder die Möglichkeit hat, die Realität nach Belieben zu lenken. Das Basiswissen zu Transsurfing fasst Vadim Zeland hier in 78 Schritten zusammen und bietet damit ein Buch, das die Grundlagen der Realitätssteuerung klar und verständlich erklärt. Dieses Basiswissen ist notwendig, um sich das Illusorische der äußeren Welt vor Augen zu führen und zu erkennen, dass die Realität nicht festgeschrieben ist. Jeder Mensch kann zu jeder Zeit aus einer Vielzahl möglicher Wege den für sich richtigen wählen, um sein Ziel zu erreichen. Er kann selbst entscheiden, welche Ereignisse in seinem Leben stattfinden werden und welche nicht.

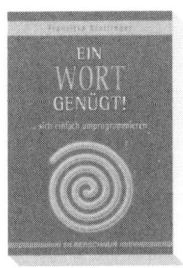

168 Seiten, Klappenbr.
ISBN 978-3-89845-152-9
€ [D] 10,90

Franziska Krattinger

Ein Wort genügt!
... sich einfach umprogrammieren

Schalten Sie einfach um! – Manchmal genügt ein einziges Wort, um verborgene Haltungen ans Licht zu bringen oder Einstellungen zu ändern. Dabei gibt es spezielle Worte, die gleichsam eine magische Wirkung haben, da sie die Schlüssel zu unserem Unterbewusstsein sind: Schaltworte.
Schalten Sie einfach um – und beobachten Sie die Veränderungen in Ihrem täglichen Leben, ohne dass Sie bewusst daran denken oder eine Vorstellung der Lösung haben müssen. Nutzen Sie die Kraft, eine Situation augenblicklich im besten und idealen Sinn zu verändern.

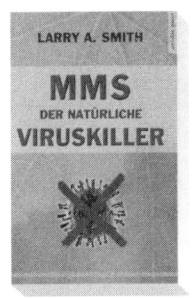

160 Seiten, Klappenbr.
ISBN 978-3-89845-312-7
€ [D] 14,90

Larry A. Smith

MMS – Der natürliche Viruskiller

MMS steht für Miracle Mineral Solution, wunderbare Minerallösung – und der Name scheint Programm zu sein: Mehr als 75.000 Fälle von Malaria konnten erfolgreich behandelt werden, mehrere Aids-Patienten und zahlreiche Fälle von Hepatitis C, Tuberkulose bis hin zu Erkältungen – ohne Nebenwirkungen.
Lesen Sie in diesem praktischen Ratgeber, bei welchen Krankheiten Sie diese neue Minerallösung anwenden können, wie sie herzustellen und zu dosieren ist sowie was Anwender zu MMS zu berichten haben.
Kein Buch über ein Wunder, sondern eines über eine wundervolle Minerallösung, über MMS – die Hoffnung für ein gesundes Leben.